U0250815

A Brief
History
of Fever

编写组（按姓氏汉语拼音音序排列）

陈秋岑

陈昱良

程陶朱

刘丹彤

刘方方

马明越

孟无方

孙灵芝

孙　鑫

徐姗姗

张程程

甄　橙

"中国医学史视域下医药文化遗产资料挖掘整理研究"（22VJXT010）中期成果
国家社科基金冷门绝学研究专项学术团队项目

甄橙　主编

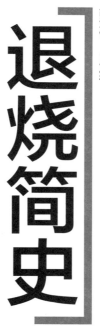

退烧简史

浙江教育出版社·杭州

图书在版编目（CIP）数据

退烧简史 / 甄橙主编. -- 杭州 ： 浙江教育出版社，2024.5
ISBN 978-7-5722-7794-8

Ⅰ．①退… Ⅱ．①甄… Ⅲ．①发热－医学史－世界－普及读物 Ⅳ．①R441.3-091

中国国家版本馆CIP数据核字(2024)第088263号

退烧简史
TUISHAO JIANSHI

甄橙　主编

责任编辑	洪　滔
美术编辑	韩　波
责任校对	傅美贤
责任印务	陆　江
装帧设计 **插画绘制**	融象工作室 _ 顾页
出版发行	浙江教育出版社
	（杭州市环城北路 177 号　电话：0571-88909724）
图文制作	杭州林智广告有限公司
印刷装订	杭州捷派印务有限公司
开　　本	880 mm×1230 mm　1/32
印　　张	8.5
字　　数	190 000
版　　次	2024 年 5 月第 1 版
印　　次	2024 年 5 月第 1 次印刷
标准书号	ISBN 978-7-5722-7794-8
定　　价	68.00 元

如发现印、装质量问题，影响阅读，请与本社市场营销部联系调换。
（联系电话：0571-88909719）

Contents

目录

序言

　　发热经常侵袭人体健康，以今天的观点来看，它只是疾病的一种症状，并不构成疾病诊断，但是在遥远的古代，发热却被视为最常见的一类疾病。

　　生活中，人们也许不把发热当成是一件多么严重的事情，多喝水，躺一躺，休息一下，发热自退。但是新冠疫情的那段日子几乎成为人们一生中难以忘却的回忆。一批又一批的人们因发热住院，就连医院里工作的医生和护士，也都因发热一波又一波地倒下了。大量发热的病人挤满了医院的诊室，医院的急诊科更是人满为患。退热药一度成为大家度过危机的救命稻草。

　　那段日子，人们仿佛已经不关心自己到底得了什么病，而只想把升高的体温尽快地降下去，都想让昏昏沉沉的身体赶紧恢复到正常体温的轻松状态。药店里能够派上用场的退热药，布洛芬、对乙酰氨基酚、阿司匹林等一下子成为家喻户晓的"药物明星"。知晓中医知识或者并不排斥中医的人们，还纷纷求助于中药，于是双黄连、板蓝根、连花清瘟成为梦寐以求的抢手货。

　　《退烧简史》正是在这种背景之下创作的。撰写这本书，旨在回顾人类历史上对于发热的认识。在医学知识原始积累阶段，发热被认为是重要的疾病。无论是中国古代医学还是西方古代医学，都开始逐渐积累对于热病的认知，寻找针对性地对抗热病的技术和方法。

本书分为三个部分。第一部分的主题是认识热病，从中西医学两个方面介绍了不同医学体系对于热病知识的积累过程，判断热病的方法，治疗热病的药方。第二部分主要介绍了鼠疫、麻风病、结核病、流感等以发热为特征的疾病流行史，通过历史揭示这些疾病是如何影响人类的生存，人类又是怎样与这些疾病奋力抗争的；以天花在全球的消灭为例，揭示人痘术、牛痘术对消灭天花的贡献；以鼠疫肆虐为例，揭示中外医学家对消灭鼠疫的贡献；以抗击疟疾的史实为例，展现中国医学和中国医学家的贡献；以肺炎的存在揭示新冠肺炎并非横空出世的疾病，解释拥挤药房抢购退热药的恐慌行为的非科学性。第三部分的主题是退热良方。首先阐明致热与治热的原理，然后介绍各种古老的退热方法。药物是打退发热的重要武器，在发明退热药物的过程中，涌现了许多令我们敬佩的人物和事迹。相信这些鲜活的事实，能够鼓励科学家不断研发出可以击退发热的药物和新方法。

撰写《退烧简史》，不仅再现了历史上人们如何认识发热疾病、对抗发热疾病，以及如何历经辛酸迎来胜利的历史，更重要的是呈现历史研究的重要性。人类虽然可以挣脱发热的痛苦，但却未能摆脱发热的侵袭。因此，如何调和人类与疾病的关系，无药可用的时候如何泰然应对疾病的困扰，有药可用的时候如何预防疾病的发生，这些问题显得尤为重要。

本书的另一个写作目的是提醒人们思考医学的发展与未来。在现代生活中，多数人在患病时会首选西医来治疗，但是作为中国人，我们还有一种得天独厚的医学财富，这就是我们的祖先在中国这片广阔的土地上创造的传统医学。疾病面前，不同的医学体系代表了探索健康与疾病的不同道路。在探索的过程中，不同的医学体系可能对疾病的命名不同，对疾病的分类不同，对病因病机的认识不同，治疗方法也不同，但殊途同归，消除疾病是医学的主要目标。在疾病面前，如何理解中西医学不同的治病机理和治疗方案？被疾病困扰时，是选择中医还是西医？在这些方面我们需要向历史学习，从历史中反思人类与疾病、健康、大自然之间的关系，重温人类征服疾病的道路，理清人类掌握健康的要素，进而从容拥有健康生活。

在本书编写的过程中，我的学生，北京大学陈秋岑、张程程、刘方方表现出对医学和人文历史的极大热忱。虽然她们是尚未毕业的本科生，但凭借聪明、努力和认真，将所学知识应用到书写中，一分耕耘一分收获，在完成这本书的同时，三位同学也将分别投身到医学史、科学哲学和公共卫生学领域继续深造，祝福她们卓越成长。本书的中医部分，得益于北京中医药大学陈昱良、刘丹彤、孙灵芝、孙鑫、马明越、孟无方等师生的协同参与。本书初稿完成后，我的两位访问学者南京药科大学宋潇达、成都中医药大学徐姗姗对本书进行了校对，北京大学樊世荣、北京中医药大学胡锦晗两位同学也参与了校对工作。对以上师生的辛勤工作，表示感谢！

本书虽然与医学的话题密切相关，但绝对不是疾病的诊疗指南，切忌生硬地按照本书所述的疗法进行治疗。如有疾病，请尽快就诊，并遵医嘱。本书在行文叙事中难免存在不妥之处，希望广大读者批评指正。祝愿大家远离发热，拥有健康的体魄和快乐的生活。

甄橙

于2023年岁末

Part One
第一部分

认识热病

第一章 西医对热病的认识

信仰、认知、救治，人类在不断探索身体奥秘的过程中积累了有关疾病的知识。发热是身体典型的异常表现之一。漫漫历史长河中，人类曾畏惧发热，经受发热疾病的折磨；人类也试图征服发热，寻找发热的根源。对于发热的认识与治疗，人类一步步获得阶段性的胜利，时至现代，发热早已不再被视为疾病，而被视为疾病的症状——很多时候，发热已经不那么可怕。

但新冠疫情打破了人类与发热"共处的平衡"，让"发热"这个已经成为疾病症状的问题再次成为社会关注的焦点。回想过去的几年，体温监测随处可见。尤其是各类公共场所，几乎皆有显示体温数字的电子屏幕，体温报数的声音也时常在耳边响起，仿佛只有听到"体温正常"，一颗悬着的心才能落地。提起"发热"，每个人想必都会有不少难忘的体验。

在人类历史的长河中，"发热"究竟扮演过怎样的角色？哪些人、事、物，与"发热"息息相关？此时此刻，请让我们跟随历史的记忆，了解与发热有关的故事。

传染的增加，迷信之兴起

天花和麻疹作为人传人疾病的"始祖"，都是以发热为起始症状的。由于人们对疾病的认识不足，聚落中只要有人发起高烧，对当时的人们而言，就意味着致命的传染开始。最初，人类尝试先认识自己，再以对自己的认识去理解自然。于是人类发展出对"自然意志"的信仰，将疾病理解为具有意识的神明或妖魔。公元前两三千年，古印度的一些神庙已经开始敬拜"天花神"。这在根本上与敬拜雷电、飓风等灾害性的自然现象相似，既体现了人类对自然万象的理解与尊重，对自然伟力的惊叹，也满含人类对超出认知现象的恐惧。

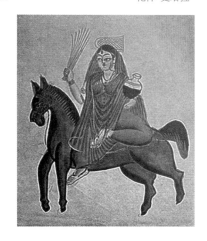

印度教中的天花神"史塔拉"

无独有偶，古罗马神话中也有一个执掌发热的女神，名叫菲布里斯（Febris）。她没有独属于自己的神话故事，在不同的神话记载中有着不同的性格和特征。在有些神话里，她是引发瘟疫的罪魁祸首，带来疾病和灾难；但是也有信仰者将她描述成保护人民免受发热与疟疾侵害的伟大神女。英语单词"fever"，即"发热"，就是从"Febris"衍变而来的。在与菲布里

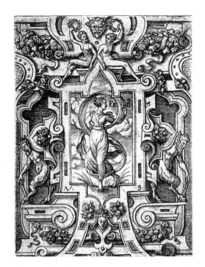
古罗马发热女神 Febris

斯有关的图画上，她常与两个女儿或姐妹一同出现，她们是疟疾女神特狄安娜（Dea Tertiana）和热病女神夸塔娜（Dea Quartana）——在当时的人们看来，发热是一种独立的"病症"。公元四世纪，君士坦丁堡的一位医生西奥多·普里西亚努斯（Theodorus Priscianus），在他的作品《四本书中的医学问题》（*Rerum Medicarum Libri Quatuor*）中提到了三姐妹。他在书里声称，罗马神话中的农业之神萨图尔努斯是这三姐妹的父亲。抛去医者们对他"迷信"的批评，这种说法其实有其现实的合理之处——农耕的发展在很大程度上与疾病的传播息息相关。充足的食物能养活更多人，而人口众多、卫生状况差的聚落，逐渐就演变成发热疾病的温床。

身心的痛苦亟待缓解，人们为了应对这一需求，慢慢发展出对应职业。最早出现的一批人是巫医，又称萨满或神医。这样的职位在许多古代文化中都存在。以古老时代人类的理解力来看，自然的"意志"降下灾祸，带来难以解释的现象，难以描述的幻觉，这时就需要能解读和沟通这些"意志"的人。专门负责应对部落成员身体问题的，能与"意志"沟通的人，被尊为巫医。在有些部落或社群中，巫医是宗教和医学的双重领袖，他们负责进行仪式、治疗疾病，为生病的人提供相应的巫术指导。

过于久远的相关信息大多已不可考，但医学人类学家们的民俗医学研究成果，或许可以将最早的巫医体系展示一二。

1976年，英国人普里查德（Pritchard）来到一座小岛，尝试融入当地居民，以期了解当地阿赞德人一直延续的巫医治疗体系。《阿赞德人的巫术、神谕与魔法》这部人类学作品，就是他研究结果的详细记录。在与阿赞德人朝夕相处的两年里，普里查德亲眼见证了巫医体系中许多不为人知的方面，而发热在其中扮演着重要的角色。

部落成员生病时——自然包括发热以及其他症状——巫医会举行特定的仪式，来驱逐恶灵或取悦相应的疾病之神。巫医的仪式除了我们印象中常有的跳舞、鼓掌、唱歌，还有用特殊的草药和香料制作汤剂、药饼，用来喂食病人。这些草药有的还用于焚烧或涂抹伤口。

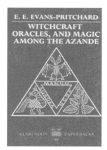

《阿赞德人的巫术、神谕与魔法》书影

耐人寻味的是，巫医的知识传承涉及对发热的"利用"。阿赞德的巫医主张与自然、神灵进行沟通，这是典型的多数部落巫医曾采用的治疗模式。想要成为巫医的年轻人，需要进行长期的节食，吃大量的草药。这种生活方式，在现代医学看来并不健康。学徒们会变得虚弱、消瘦，身体发热，出现幻觉，甚至晕厥。老巫医们都经历过这些身体反应，对此，年轻学徒的师父们给出的解释是，要让学徒熟悉草药中蕴含的法力，并洁净他们的身心，以达到沟通自然的目的。

可见，对于发热的崇拜和信仰，与重度发热导致的惊厥、幻觉等密切相关。在两三千年前人们多彩的想象力中，这些身体的感受是"神存在的痕迹"。但从结果上看，巫术和崇拜并没有彻底地减轻痛苦，带来健康。发热疾病的侵害并未停息，而且随着人类群体的逐渐壮大，变得更加猖獗。

苦痛的继续，医治之始发

发热在两三千年前的社会文化中产生的影响无疑是巨大的。对其的崇拜与相应的民俗活动，不一而足。那时，人口密度和人群流动性还未达到很高的水平，流行性的发热疾病尚未深刻地参与人类文明的进程。发热疾病是在人类聚集发展过程中显现出越来越强的破坏力的。

在古老的印度医学文献中，发热被描述为"众病之王"，当时的人们认为，在病程的第7天、10天、12天出现的发热最为危险。古印度医生重视名誉，尝试治疗疑难杂症，在他们看来有巨大的风险。他们多数时候拒绝为发热、咳嗽、血痰的病人医治，这类的发热病人是最"不讨喜"的。

公元前500年左右，天花、麻疹、水痘、流行性腮腺炎时有发生。当时的人类尚不能分清这些疾病的区别，因为这些疾病的共性特征是都会出现发热。各种带着发热症状的疾病，随着战争、行商和传教等不同形式的人类活动，在不同的相关人群中飞快蔓延。

对比之下，现代对于新型病毒的应对过程可以帮助我们理解当时的状况：病发初期，针对性的治疗不足，感染者的传播率和死亡率居高不下。有赖于现代科技的发达，应对疾病的经验以及科研人员和医务工作者的努力，我们得以在很短的时间内发明疫苗，来增强机体的抵抗力。

如果参考这一过程设想人类应对疾病的早期，当时的信息传递极不方便，更遑论大批量开发与生产药物。可想而知，人们对流行病的抵御方式，更可能是依赖自然的"筛选"。大量抵抗力弱的个体因瘟疫而死亡。余下的，对这些疾病进化出些许免疫力的人群，数量过少，分布得过于稀疏。瘟疫在一段时间内销声匿迹，给人类得以繁衍喘息的时间；人口的增长，又重新带来瘟疫传播的风险。这一过程的反复，让人们认识到靠宗教和神明是不能解决问题的。

这时保障人类存续的机制，是个体的变异，是残酷的自然选择。看上去，诉诸运气是荒谬的，但这就是真实的历史。也正是现实的迫切需要，加快了人们对医学的探索，人们努力寻找对抗发热的办法。

发热与发热疾病

在与"人类"有关的时间上，要追溯这份过于"火热"的记忆，可以从450万年前的原始人类开始。

今天，人类的足迹几乎遍布全球，即便是最寒冷的极地，最神秘的深海，也已经向人类露出了面纱的一角。而在那遥远的年代，人类过着怎样的生活？

原始人类从事狩猎与采集活动，在大自然中寻找生存之道。那时，一个聚落大约由50—100人构成，人们群居生活，打猎捕食，跟着水源不断迁徙。考古发掘的人类活动遗迹与生物骨骼告诉我们，早在数百万年前，人类存在的同时，疾病已相伴而至。如今我们所知的蛔虫病、疟疾、阿米巴病等，当时可能已经出现；疾病留下的更加确凿的证据，则来自生物标本中形态各异的寄生虫等微生物。

远古时期，人口分布并不密集，文明远未成型，尚无迅速、大面积传播的流行病。疾病的主要来源是野兽的侵袭和传染，以及生物学上更远的祖先携带的致病生物，如各类肠道寄生虫和细菌等。

　　这些爱搞破坏的"微小生物"，搭上宿主的便车到处迁移，同时忙着改造自己——个体众多，繁殖又无比迅速，微生物们的适应速度极快。想想，在一大群的"微小生物"中，只要有一个"微小生物"发生了适应环境的变异，很快就能复制出一大批后代。新冠病毒能在极短的时间内迅速产生多个毒株，感染性还各有不同，正是源于这种不断变异的自我保护机制。

　　如今，人类的生活环境已与远古时期发生了很大的差别。给人类的祖先带来疾病的"微小生物"，自然也留下了很多后代。不同的生物在时光长河中交错影响，古老病原体们的后代，变身为今天疾病的来源。人类在一定程度上改造自然的同时，也塑造了自己艰难的存续之路。

　　约250万年前，人类开始使用工具，大大提高了狩猎和采集的效率。这时制约聚落发展的因素，慢慢转向了领地资源的不足。聚落因此"分家"，"单干"的一伙人，前往开拓下一块领地。大约180万年至150万年前，人类的脚步已经遍及资源丰富的热带与温带。中国境内发现的最早的直立人化石"元谋人"，就属于距今170万年的一支。

　　迁徙仍未停止。在这个过程中，物种进化，人类的身躯不断直立，脑容量也不断扩大。大约4万年前，智人已将石制工具发展到了很高的程度。

　　考古学家认为，人类在不同大洲之间的迁徙与寒冷的冰河世纪有关。当时的人类步行于冰川之上，前进到更广阔的陆地。到1.2万年至1万年前，海平面上升，数量庞大的人类已无处寻找新的迁徙目标。借用美国历史学家阿尔弗雷德·W.克罗斯比（Alfred W. Crosby）的话，那时的人类"要么禁欲，要么变聪明"——结果证明，人类选择了定居，尝试新的生存方式。

人类驯化动植物，开垦草皮，改造植被，建立家园。随着人类与野兽和昆虫的接触更加亲密，对植物的了解逐渐丰富，疾病也悄悄地"扎根落户"。狗、牛、羊、马以及其他家禽……人类感染了不同的动物身上的不同疾病，有数百类之多。林木被破坏后，被污染的聚落还吸引了各种虫类，不少虫类都携带着致病的微生物。疾病就这样通过不同物种的交互来回传播，迅速迭代，壮大自己，威胁人类。

人类定居繁衍，人口渐渐密集，于是慢慢就出现了主要以人类为宿主的疾病——天花和麻疹。这证明了人类的数量已经达到足够高的水平，足以供一些微生物"只寄生人类就存活下去"；同时也说明人类健康问题的隐患，愈发从天灾和危险的狩猎、采集活动，转移到日常的生活。

希波克拉底与四体液解释

古代西方的"医学之父"，古希腊伯克利时代的医师希波克拉底（Hippocrates），对发热已有一套非只依赖于神学的、更加系统的解释。他曾建立科斯岛医学院校（the Medical

School of Kos）。他的四体液学说闻名遐迩，并成为催吐、排痰、利尿、下泻、汗蒸和放血疗法的理论基础。

希波克拉底不相信疾病是天谴或超自然意志的显现。通过细致地观察病人，分析病症，他认为疾病的主因在于环境、饮食、起居习惯等方面。"如果你想了解人群的健康状况，请观察他们呼吸的空气、饮用的水以及他们居住的地方。"希波克拉底曾这样说。

关于应对疾病的方法，古希腊医学的不同学派有不同做法。比如库尼多斯派和希波克拉底学派的观点就不同。库尼多斯派专注于诊断，更多地着眼于探讨疾病的来源。当时的希腊禁止解剖人体，希波克拉底时代的医学，对人体解剖结构和生理过程几乎一无所知。库尼多斯派无法做到实际的解剖，对疾病的认识多基于对人体的臆想。当一种疾病同时伴有多种症状时，库尼多斯派往往束手无策。希波克拉底学派应用一般诊断和对症治疗的方式取得了更大的成功。他们关注病人护理和预后，根据经验提出治疗手段和判断病程的依据，其理论在临床实践中得到很大的发展。他们认为疾病是身体内的四种体液失调的结果，这四种体液分别是血液、黏液、黑胆汁和黄胆汁。

希波克拉底的四体液学说，以及四体液的关系

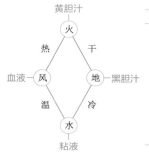

四行	气	火	土	水
四性	热与湿	热与燥	寒与燥	寒与湿
体液	血液	黄胆汁	黑胆汁	粘液
情性	乐天	易怒	忧郁	冷漠
	多血质	急躁质	忧郁质	粘液质
脏器	心	肝	脾	脑
颜色	红	黄	黑	白
年龄	少	壮	老	婴
季节	春	夏	秋	冬
星辰	木星	火星	土星	月亮

在希波克拉底学派看来，发热主要是因为黑胆汁和黄胆汁的失调，源于体内的冷热分离，表现为体表的发热。体内的冷热等"作用"被体液的蒸发失衡打乱，人就会觉得痛苦，出现谵妄，即意识浑浑噩噩、行为杂乱、注意力涣散。希波克拉底对发热病人的状况和预后进行了大量观察，最后得出无论是因为外伤还是其他原因造成的感染，常伴有发热症状的结论。他在著作中使用了许多旁敲侧击的描述，意指发热可以是一种有益的迹象，是身体对抗疾病的一种表现。

希波克拉底学派擅长判断疾病预后，曾提出一个重要的概念——"危象"（也被称为"希波克拉底面容"）。我们可以将这个概念理解为疾病进展中的一个关键节点，当到达这个关键节点，如果疾病占了上风，病人将走向死亡；反之，病人在接受简单治疗后就能康复。然而一次"危象"过后，旧病仍可能复发。根据这一学说，希波克拉底认为，病人出汗而高热不退，是疾病预后不佳的重要判断依据。

可见，当时的希波克拉底学派已对"发热是疾病的一种表现""发热退热情况是预后效果好坏的征兆"有了初步认识，这与前人认知的"发热是一种独立的疾病"有所区分。虽然希波克拉底学派的解释方式限于当时的人体生理认知而有种种不足，却在实践中提升了医者对疾病的治疗效果。

希波克拉底及希波克拉底学派的认识极大地影响了后世的西方医学。在13世纪英国牛津大学的医学课程中，发热就是一门重要的科目。

数百年后，温度计的发明为人类带来认识发热、战胜发热的重要入手点。人类对发热的进一步认识和治疗，有了可能。

体温计的发明与发热的判断

有人批评希波克拉底对发热的描述模糊而自相矛盾，怎么发热有时候是身体良好的表现，有时候却像死亡预告那样骇人呢？应该说，希波克拉底的认识难能可贵，毕竟，他可是连最粗糙的测温工具都没见过呢！假如希波克拉底想用合适的工具证实他的猜想，他要向他信仰的神明申请4次"再活五百年"！

体温计，或者具体来说，体温测量，对判断发热、评估发热的严重程度，显然非常重要。设想在现实生活中，如果我们见到一个发起烧来体温40℃甚至41℃的病人，即使病人暂且还能嘴上逞强，说自己没事，我们也要火速给他找退烧药，或者干脆把他架去看大夫——看看，病人都烧糊涂了。

在体温计发明之前，人们已经意识到温度的变化可以导致空气的膨胀或收缩。第一个应用这种想法的人，时间上距离希波克拉底还不是很遥远。大约在公元前2世纪，亚历山大的英雄（Hero of Alexandria）——一位居住在亚历山大的名叫"英雄"（Hero）的希腊人——发明了一种类似蒸汽机的装置，利用加热膨胀的空气来推动物体。这种装置虽然不能被称为温度计，却实际上和最初的温度计应用了相同的原理。

人们首次见到温度计是在1592年。博尔顿（Bolton）在其发表于1900年的论文中提到，意大利物理学家伽利略（Galileo）最早发明了温度计。你可能知道这位物理学家在比萨斜塔做的著名实验，却没想到温度计的发明也与他有关。令人遗憾的是，这项伟大的贡献，在"伽利略"这一百科词条里可能只有寥寥数字。另一名研究人员泰勒（Taylor）在其1942年的论文中指出，与伽利略有一定学术联系的意大利生理学家桑克托里斯（Sanctorius），可能在伽利略将温度计公之于众前，就对温度计的发明做出了重要贡献。还有说法是，伽利略负责发明，而桑克托里斯进行了后续的改造。无论如何，这两位同时在帕多瓦工作的科学家，大概率都为温度计的发明做了些实事。

这种温度计在结构上与今天的很不相同。它的主体是一个倒置的玻璃泡，玻璃泡下连接了细长的管子。将管子放入储有液体的试管，用水或葡萄酒（用葡萄酒或许是为了方便显色）稍作填充。伽利略曾在自己的公开演讲中使用过这种装置。后来，他也在一封信中解释了装置的使用方式：温度低时，玻璃泡中的空气收缩，长管中的葡萄酒液面就会上升；升温后，玻璃泡中的空气膨胀，再让长管中的液面下降。此时这种温度计已经有某种不太系统的度量，能大概地显示温度的变化。

温度计首次在科研文献中出现，则应追溯至1611年桑克托里斯有关人体体温研究的著作。桑克托里斯将温度计做成密闭的形式，把上端的玻璃泡做成病人能含在口中的大小。他将这种仪器用于他的生理学研究，主要研究人的正常体温与发热体温。他用这种温度计测量病人的口腔温度，以此确定病人的"热度"，并试图比较健康人和病人在钟摆摆动十次的时间内，温度计液面下降的速度。没错，回顾一下上文提到的细节，这种温度计在温度升高时液面下降，也就是说，高温的时候液柱低。液柱下降得越多、越快，病人的体温就越高。桑克托里斯在书中写到，使用这种仪器，人们可以比较不同时间的体温，

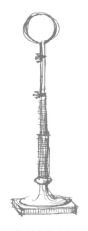

伽利略或桑克托里斯的温度计图示

比如病情从第一次发作到第二次发作的体温变化及其变化幅度。正常人的健康体温在一般情况下会保持稳定吗？患病时不同的体温变化与感染状态是否有关？桑克托里斯是第一个使用温度计解答这些问题的人。

提到温度计，就不能不提温度计刻度的出现，中间也经历过前人的不断探索。

在科学研究极其重视数学或者说量化的当下，任何与测量相关的仪器，目的几乎都是给出关于某个被测量的东西的"数据"。似乎很难想象，最初的温度计有液面高度的变化，明显可以划分刻度——创造它的科学家却没有这样做。科学史的意趣就在于此，现代熟悉的思路和事物，最初完全不是这个样子。伽利略最有名的比萨斜塔实验，是目测质量不同的铁球同时下落，会不会同时到达地面。这个过程尚且没有涉及数值。但他后来尝试证明"真空中自由下落的物体速度相同，这个速度与质量无关"，在计算中就用到了大量的数学方法和实验。现代人很难想象，在伽利略之前的时代，自然科学只是哲学的一个分支。即使到了牛顿（Newton）的时代，作为经典力学物理的开创者，牛顿也将自己的著作命名为《自然哲学的数学原理》。这样看来，为温度计设置刻度，为"温度高低"这个概念赋予数值，在那个年代无疑是一项创举。当然，这项创举经历了坎坷的过程，才发展成今天我们所见的模样。

17世纪晚期，雷纳尔迪尼（Renaldini）首次建议，将冰的熔点和水的沸点作为温度计上的两个固定点，继而均分温度计的液面差距，每一个小格叫1度。

1713年，华伦海特（Fahrenheit，华氏度就是以他的名字命名的）基于他所观察的三种特定温度，重新设计了一套温度刻度。他认为，冰的熔点不变，水的结冰温度却是变化的（这和压强有关，而当时的人们并不清楚这一点）。于是，华伦海特设定，冰、水和盐的混合物温度为0度，这样可以稳定这个混合体系，让0度的标准尽量每次相同。而冰熔化的温度是32度，人体的正常温度是96度。他起初使用酒精作为指示液体，后来改为水银。最终，这一套温度刻度下的水沸点为212度。这就是华氏温度刻度。

1742年，瑞典的天文学家安德斯·摄尔西乌斯（Anders Celsius），以水的沸点和冰点作为温度刻度的两端，将它们设置成0和100两个数值——这和现在用的摄氏度在数值上是正好大小颠倒的——所以目前我们使用的摄氏度，0摄氏度表示低温，100摄氏度表示高温，其实本不是摄尔西乌斯最初的发明。上文反复提及，伽利略温度计在温度越高时液面越低。这种情况影响了摄尔西乌斯，于是他将水的沸点，设计为0度；冰点设计为100度。这是为了让当时温度计上的刻度数值自下而上增加。

1743年，法国人让·皮埃尔·克里斯汀（Jean-Pierre Christin）将0和100两个数值颠倒（水的沸点变成了100，而冰点是0），使其更符合人们对温度"高低"的直觉。这才形成了现在使用的摄氏温度刻度。

在对人和动物体温的研究中，温度计被分出了专用于测量人体体温的一支。毕竟，测量人的体温，可远远用不到45℃以上的刻度。要是拿测开水温度的温度计测体温，既浪费材料，又不准确。医生逐渐认识到，判断体温对于诊断和监测身

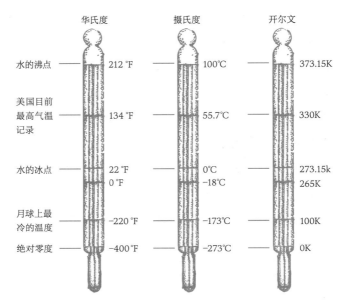

不同温度尺度
比较

	华氏度	摄氏度	开尔文
水的沸点	212 °F	100℃	373.15K
美国目前最高气温记录	134 °F	55.7℃	330K
水的冰点	22 °F	0℃	273.15k
	0 °F	−18℃	265K
月球上最冷的温度	−220 °F	−173℃	100K
绝对零度	−400 °F	−273℃	0K

体状况十分重要。临床医学对于精确、安全、快速的专业需求，也促进了体温计的迭代。

1852年，苏格兰医生艾特肯（Aitken）制作并使用了一种有10英寸（1英寸约合2.45厘米）长的温度计；1865年，英国生理学家林格（Ringer）发表了对麻疹和肺结核病患进行体温测量的报告。然而，真正使体温计在临床医学中得到普遍应用的是英国医学家奥尔伯特（Allbutt），1866年他自制了一支6英寸长的体温计，该体温计5分钟内可测得最大值。不久他又将长度缩短到3英寸，这就是现代体温计的原型。此后的100余年，体温计基本没有太大的变化。

如今，除了家用便携的体温计，医院、研究机构和社会公共场所也有了种类和样式丰富的体温测量仪器。细致地区分和判断体温的水平，对人类认识和治疗发热，意义不言而喻。

体温曲线与发热疾病

体温计的应用，让体温变化转化成直观的数据，可供记录和比较。以摄氏温度计测量人的体温，人体腋下的正常温度约是36.0℃—37.0℃。那么，对正常体温的认识是从什么时候真正开始的？

体温的标准化测量，以及98.6°F（37℃）作为"正常"体温的概念，要追溯到19世纪的莱比锡医学家卡尔·翁德利希（Carl Wunderlich）的贡献。

翁德利希被认为是现代体温测量的先驱。在19世纪中期，翁德利希进行了大量的体温测量工作，他在数万名病人身上进行了测量，并得出了人的正常体温约为98.6°F（37℃）的结论。他使用的是19世纪的标准设备，即一种长而曲折的水银体温计，这种体温计需要在腋下放置15至20分钟。翁德利希的研究为医生们提供了可参考的标准，可以用来判断病人是否发热或体温过低。他的观察还表明，人的体温在日常生活中有所波动，而某些疾病的病人体温有其特定的升降模式。

翁德利希将他长期对大量病人进行体温测量的经验进行了总结，写成《关于疾病的体温：医用温度测量法指南》（*On the Temperature in Diseases: A Manual of Medical Thermometry*），这部作品深刻地影响了后世的医学家对体温的关注。尽管近年来有些研究表明，现代人的平均体温可能低于翁德利希的原始观察（可能与生活方式、疾病治疗方法等因素有关），但翁德利希的工作无疑为现代医学研究和实践奠定了基础。

翁德利希提出，体温在不同时间中有波动变化，这引起了后续许多研究者的兴趣。一些学者进行了大量测量，试图总结出体温波动的规律。

在20世纪，随着科技的进步和生物医学研究的发展，人们对体温的日常变化有了更深入的了解。例如，研究者发现褪黑激素（melatonin）和生物钟对体温有明显的调节作用。

在这个时期，很多学者开始关注体温的昼夜节律。

人体温度的节律研究跨越了多个世纪。从最初的观察到现代的研究，这一领域已经取得了巨大的进展。目前的研究成果能以体温曲线的方式描述人体温度在时间线上的变化，这种图像能够直观地提供温度信息，对判断健康状况有着重要的意义。

现代对于体温节律的一些有趣的研究，集中在探索"如何利用体温的日常变化来优化工作、学习和运动表现"等方面。有学者分别探讨过体温波动与认知功能、情绪和身体表现之间的关系。此外，一些专门从事生物节律研究的组织，如国际生物节律学会，也对此进行了深入的总结。

目前，体温标准有了许多细化。对于健康的成年人，口腔温度的正常范围为男性 35.7℃—37.7℃，女性为 33.2℃—38.1℃；而直肠测量时的正常范围则为男性 36.7℃—37.5℃，女性 36.8℃—37.1℃。

基础体温取决于许多因素，包括年龄、性别、一天中的时间、环境温度、活动水平等。一般情况下，人体每日体温的波动幅度大约在0.5℃。体温升高并不一定是发热。例如，健康人运动时体温会升高，这种情况不是发热；此外，有些人的正常体温异常低，那么对大多数人来说"正常"的体温相对于低体温者可能就是发热了。例如，身体虚弱的老年人基础体温普遍较低，因此37.3℃的"正常"体温，对于身体虚弱的老年人可能代表有临床意义的发热。

对基础体温曲线的作用进行探讨，建立在细致精确的体温测量上。基础体温曲线最常见的应用之一是辅助判断女性的排卵期。国际上规定，测量基础体温需要在被测人经过较长时间的睡眠（6—8小时），尚未进行任何活动时测量舌下体温。甚至还有更加精密的专门用于测量基础体温的温度计，国内将其称为"基础体温计"，它与一般测量的体温计不同。基础体温计在药房可以购买，其特点是温度计的刻度更密集，可以测出微小体温的变化，也更方便记录。

在正常排卵的情况下，女性体温在排卵后会因孕激素的作用略微升高，达到36.8℃—37℃。一般排卵期的体温会比排卵前高出0.3℃—0.5℃，在月经前一至两天或月经第一天下降，因此在正常排卵时，月经周期里测出的基础体温会呈现出双相曲线的特点，也就是低温期和高温期有两种变化。如果这个月没有排卵，由于缺乏孕激素的作用，基础体温会缺乏规律性的周期变化，分不出明显且持续的低温期和高温期，大致表现为基本持平的曲线。通过对基础体温曲线的记录，女性就可以简单地观察自己的排卵情况。

医学上对于体温曲线的应用，则更多地放在发热体温曲线

正常排卵基础体温曲线图

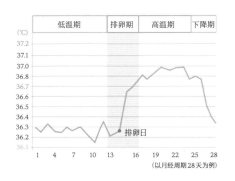

无排卵基础体温曲线图

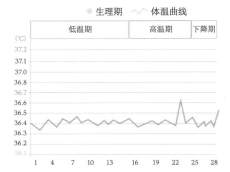

正常排卵和无排卵的基础体温曲线

上。最直观的应用是"热型"的区分。

　　不同的病因所致发热的"热型"常常是不同的。记录热型，区分它们的差异，有助于发热病因的诊断和鉴别诊断。医学上将热型分为稽留热、弛张热、间歇热、回归热、波状热和不规则热。医学生在认识发热的起步阶段，就要了解不同的热型及其对应的体温曲线形状。这里不做详细枯燥的探讨，有兴趣的读者可以阅读下面的内容：

　　1.稽留热（continued fever）是指体温明显升高达39℃—40℃以上，24小时内体温波动相差不超过1℃，常见于伤寒、大叶性肺炎、流行性脑脊髓膜炎、恙虫病等的症状明显期。

　　2.弛张热（remittent fever）是指24小时内体温波动相差超过2℃，但最低点未达正常水平的体温曲线类型，常见于伤寒的缓解期、败血症、风湿热、细菌性肝脓肿等。

　　3.间歇热（intermittent fever）是指体温骤然升至高峰，持续数小时，又迅速降至正常水平，无热期可持续一天至数天，如此高热期与无热期反复交替出现，见于疟疾、急性肾盂肾炎等。

4.回归热（recurrent fever）是指高热持续数日后自行消退，但数日后又再出现的体温曲线类型，可见于回归热、霍奇金病等。

5.波状热（undulant fever）是指体温逐渐上升达39℃或以上，数天后又逐渐下降至正常水平，持续数天后又逐渐升高，如此反复多次。常见于布氏杆菌病。

6.不规则热（irregular fever）是指发热的体温曲线无规律，可见于结核病、风湿热、支气管肺炎、渗出性胸膜炎等。

基于此，我们可以再次看到体温变化对医学诊断的价值。人类通过许多类似的方式了解自己的身体，对其进行直观的描述、比较，进而评估健康情况。但依据数据判断时一定要谨

热型

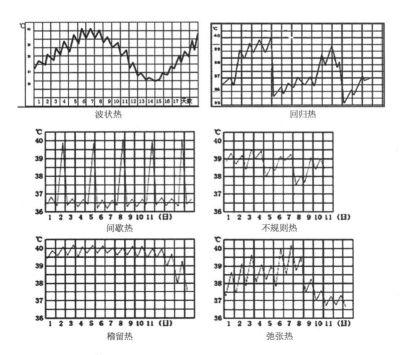

波状热

回归热

间歇热

不规则热

稽留热

弛张热

慎，不能一味地照本宣科。个体间存在千般差异，单说体温，不同人就有数种可能的情况。概括规律，规定"正常"，目的并不是简单地将个体圈在这些条条框框中，只是为了方便探寻疾病的来源——所以，体温曲线就有了更深的意义。这条曲线只描述个人的体温在时间上的变化，用来辨别特定人的发热情况是最合适的。

体温调节与发热的界定

对于人体来说，发热的重要指标一定是体温升高，但体温升高并不完全等同于"发热"。根据国际生理科学联合会热生理学委员会的定义，发热是指体温调定点上升导致的身体深部温度升高，常出现于多细胞生物防御外界侵入的微生物或其他物质时。简而言之，发热和其他状况的区别在于体温调定点的上升。

那么，什么是体温调定点呢？我们先来看看，体温对自然界的生物意味着什么。

首先要知道什么是"新陈代谢"。如果完全抛去已知的意义，只看这几个字的话，还蛮令人费解的。生物体，按结构进行最简单的区分，可以分为有细胞结构、无细胞结构两大类。其中，有细胞结构的生物，可以再向下分成单细胞生物和多细胞生物。不管是有细胞还是无细胞，单独成军还是多部队联合作战，生物体都有自己的生存需求。以人为例：人是铁，饭是钢，我们吃吃喝喝，宏观上的感觉是填饱了肚子，微观上则是摄入的物质被挑拣、搬运、吸收，被细胞们"吃吃喝喝"。身体中细胞的"吃喝"以及"产出物质""排出废物"等化学反应，统称为"metabolism"，它来自希腊语"metabole"，原意是"变化，转化"，中文翻译成"新陈代谢"，虽不太能让人一见即明，却胜在准确。

知道了何为"新陈代谢"，就能理解体温为何重要。发热的时候，吃饭一点儿也没胃口。是心情不好吗？自然没这么简单。新陈代谢需要各种物质的参与，其中一种促进反应顺利进行的物质就是"酶"。这是一类特殊的蛋白质，像是工厂里用来加快工作进度的器械，在代谢过程中，它们不会被消耗，但它的活性会影响代谢过程。体温高时，酶的"心情不好"，表现为活性下降。代谢不再活跃，细胞们也就消极怠工，人自然没什么食欲。这已是体温失调带来的综合影响中最轻微的改变之一。即便如此，若代谢低迷的状态持续时间足够长，也会对人体造成不小的损伤。

这时候或许有人会问，蛇、青蛙这些冬天睡大觉的生物，它们怎么办呢？既然体温对生物的代谢如此重要，为什么还会有所谓的"冷血动物"？

接下来我们来看看，生物是怎样调节自己的体温的。生物体温调节主要有两种模式：恒温调节和变温调节。恒温动物，如哺乳动物和鸟类，以体内调节为主，能够维持相对稳定的体温，不受外界温度影响。这种模式优点显著，因为在不同环境下都能维持正常代谢和生化反应，但相对于变温动物，恒温动物在保持体温这件事上消耗了大量的能量。鸟类，特别是某些猛禽，需要摄入大量的食物来维持体温和保持飞行。而变温动物，如爬行动物和两栖动物，则更容易受外界温度影响。这些物种在进化过程中，选择让体温随环境变化而变化。温度降低，代谢减弱的时候，则牺牲活动性，进入休眠。这种模式使它们得以在能量资源稀缺的环境中节省能量，以适应不同温度环境。

如此，我们已经可以了解到体温调定点的实质，进而能得到它的准确含义：体温调定点是一个特定的温度数值（对人类来说，健康情况下是37℃左右）。恒温动物的体温一旦高于或低于调定点，身体就会采取一系列"措施"将体温拉回该数值。举例来说，热的时候要出汗——散掉多余的热，冷的时候打寒颤让肌肉不自主地运动产生热。人们觉得热或冷时，也会想要增减衣物。这样，不管外面的世界是40℃，还是-4℃，体内的世界还是细胞与酶"安居乐业"的适宜温度。

那么，接下来就是探讨发热与体温调定点的关系了。

18世纪70年代，李伯迈斯特（Liebermeister）设计了一个非常简单的实验，来探究发热的性质。他请来几位发热后体温

体温调节机制

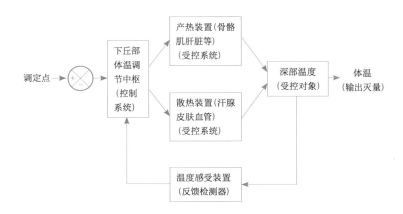

稳定在较高值的受试者，安排他们在较冷或较热的环境停留一小段时间，此时他们的体表温度相应降低或升高。之后，他让受试者回到温度合适的空间，结果受试者们的体温都回到了发热时升高的水平，而非正常体温。

回顾一下本部分开头提出的说法。不是所有的体温升高都等同于发热。一个在炎热的地方待太久的中暑的人，体温也会高于平常，但这种体温变化在他接受了合适的外部降温措施后，就会恢复。这说明他的体温调定点仍在正常水平。而发热的人，如李伯迈斯特实验的受试者们，即使他们接受了合适的外部降温措施，也没有降低体温；置身更热的环境，体温也不会升到更高。

这样就可以解释清楚，发热造成的体温升高，本质是人体调定点的变化。李伯迈斯特将此称为"主动升温"，但这种叫法以今天的视角看来就不那么准确了。毕竟，如果没有什么外来的因素，身体并不会无缘无故地拉响警报，调高自己的体温来闹着玩——所以发热并不能说是完全的"主动"过程。发热是与身体对抗疾病平行的，却也对人体有损害。后面章节将会更具体地讲述相关内容。

第二章　中医对热病的认识

　　中国人认识发热疾病并与之斗争的历史非常悠久。在中国最早的出土文献——甲骨卜辞中，就有关于发热的记载和病因探讨。《周易》的"蛊"卦从阴阳调和的方面探寻发热的理论依据。以中医经典著作《黄帝内经》和临床经典著作《伤寒论》为代表，外感热病被统称为"伤寒"，秦汉晋唐的医家不仅对发热症状的表现细致归纳，还记载了行之有效的方药。

　　随着"热"的概念在中医广泛运用，对热病的认知也从症状描述上升为病因病机理论探讨，外感热病与内伤热病在临床怎样分辨？怎样通过脉象舌苔和症状综合来判断寒热的真假？究竟应该如何治疗"热病"？寒凉药治热病、攻邪以涤热、甘温除大热、滋阴祛虚热、补正御热邪……宋元医家做出了多种探索和实践。

　　明清以降，随着经济的发展，城市人口密集，温病学家们对于发热疫病积累了更加丰富的经验，建立了温病学说，使发热疾病相关的理法方药臻于完善。民国以后，随着西医肇兴，中西医学相互争鸣，促使现代中医对于温病体系进行了更加广泛而深入的探讨，并形成新的认识和理论，尤其是近年来各种流行病的大暴发使人类深刻地认识到，中国传统医学在发热疾病防治方面仍有很多可以借鉴和学习之处，如何保障人民的生命和健康，我们需要继承和发展古人的智慧，与现代医学一起，发挥医学的防病治病作用。

甲骨文中的热病记载

　　古人对于热病的记录，能追溯到三千年前的殷商时期。在中国最早的文字殷墟甲骨文中，已经发现了"虫""蛊""疟疾"等的文字符号。

　　在甲骨文中，疾病的"疾"字有多种写法。其中表示内科疾病的"疾"字通常写作"疒"，即一个"人"字加一个"爿"字，周围还有数点，而"爿"表示床，点表示"汗水"，这个字很像一名病人卧病在床，并且发烧流汗。

　　"疒"的通假象形有很多，比如人有正面、侧面的写法，床有在左、在右的区别，四周的点也有一点、两点、三点或者无点等不同的变化。"疒"字的表意功能后来逐渐被表示外科疾病的带有箭矢的"疾"字替代，而"疒"反倒退化成为偏旁部首，形成了现在的"病字旁"家族。

甲骨文"疾"的写法

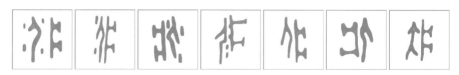

　　甲骨文"疾"的写法，说明当时的人们已经在长期的生产实践中对于疾病和发热的紧密联系有了朴素的认知和切身的体会，同时也很可能试图使用药剂进行解热降温。在河南安

阳殷墟出土的青铜酒器中，发现了短梗南蛇藤等药用植物的叶片，短梗南蛇藤就具有清热解毒、祛风除湿的药效。

在罗振玉撰写的《殷墟书契后编》下册，第三十七篇之五中有这样的卜辞："杞侯热，弗其祸凡（风）有疾？"这是我国出土文献中可见的最早的发热病因病机探讨。

这里的卜辞"祸风有疾"可能就是指感冒受凉后的发热发烧，而记录"祸风有疾"的事例均在一月、十二月，正值冬季天寒，风雪侵人，最易患伤风感冒。可以看出，在殷商时代，古人不仅认识到了热病，而且已经把热病的原因推演到"祸风"，这是古人对发热疾病病因的朴素认知。在后世中医的理论体系中，"风"的定义不断扩大和抽象化，从被寒风吹到身体导致发热，变成一类造成外感的天地之气的病因总称。秦汉时期，甚至有了风为百病之首的说法。后世医家将自然界的寒暑变化对身体的影响细分为"六气"，即"风寒暑湿燥火"。六气的异常，都会导致疾病。而"风"依然位居六气之首，既是中医对发热疾病原因的最早探索，也是后世中医病因病机学说发展的一大领域。

《周易》中的热病探索

《周易》是我国传统文化的重要经典之一。儒家的五经以《周易》为首，道家的"三玄"亦然。它蕴藏着人与自然、人与社会关系的古老思想智慧。中医理论中的天人合一思想、阴阳五行理念等，无不来源于《周易》。蛊卦是周易的第十八卦，卦象为上艮（☶）下巽（☴）。

把蛊卦看成两个八卦图像的组合，下面为巽，上面为山，合在一起就是山下起大风的样子，所以专门解释卦辞、爻辞的《象传》说："山下有风，蛊。"

宋代理学家邵康节认为，蛊以风化，故风字从虫旁。山下有风导致木多滞淫而蛊生，也就是说"蛊"表示了山下有风导致树木被虫蛀。

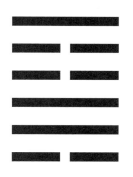

蛊卦

蛊卦在占卜中，与疾病有密切的关系，但关于"蛊"的含义历来有很多争论。《说文》对"蛊"这个字的解释是"腹中虫"，形象地说明了"蛊"是一种病因不明的疾病。而《周易》以"山风"为蛊，则对这种疾病提供了病因上的解释说明。

同时，因为艮卦在上为阳，巽卦在下为阴，所以有"刚上而柔下"之义。《左传》里面有两处提到蛊，把蛊卦解释为"风落山"，引申为"女感男"。这大概为我们理解"蛊"从"易学"到"医学"的演变提供了一条线索。

在《左传·昭公元年》中记载了这样一个故事：

鲁昭公元年，晋平公生病，一直不好，又不知病因，于是请秦国医生医和为晋侯看病。

医和诊断一番后下了断语："治不了。这是因为近女色而无度，所以得了如同'蛊'一般的病。这不是鬼神病，也不是饮食起居造成的疾病，是因迷惑而丧失了志向，这下你们国家忠良的臣子要倒霉了。老天都不保佑你，没救。"

晋平公听完有些不服气："女色这么可怕吗？"

医和劝他说："面对女色要节制啊。天上有六种气，降之于地则生成五味，生发则现为五色，响应则为五声，气味声色一旦过度就会滋生六种疾患。六气为阴、阳、风、雨、晦、明，它们分为四时，依次则是春、夏、长夏、秋、冬这五节，每一种气过度了就会造成灾祸。阴之气过度则生寒疾，阳之气过度生热疾，风之气过度生成四肢之疾，雨之气过度生成腹中之疾，晦之气过度生成恍惚迷乱之疾，明气过度生成心神之疾。女子属于阳而时有晦，不节制就会生出内热、昏乱、神志不清的疾病。您自己不节制也不注重时机，能不得病吗？"

出来后，医和把具体情况告诉了晋国大臣赵孟。

赵孟请教医和："什么叫做蛊？"

医和回答说："这是沉迷惑乱所引起的。在文字里，器皿中毒虫是蛊，稻谷中的飞虫也是蛊。在《周易》里，女人迷惑男人，大风吹落山木叫做"蛊"。都是同类事。"

赵孟说："您真是好医生啊。"

结果正如医和所言，当年赵孟回老家祭祀时就去世了，晋国在政治上陷入了衰败，诸侯趁机发难，十年后，不到三十岁的晋平公逝世了。晋侯的这一发热症状在《国语·晋语·医和视平公疾》中也有记载。

医和认为晋侯发热且神志不清的症状，都是由沉迷女色引起的，而这种症状的疾病，在病因上医和将它定义为"蛊"。苏轼在《东坡易传》中曾有进一步引申，认为人过分沉迷于口腹之欲、宴饮之乐、男女之情而生病，就是"蛊"。

从《左传》等文献中可以看出，先秦时期的史官把君王因沉溺女色而导致的发热、昏乱的疾病称为"蛊"。以君主是否健康预示国运是否昌明，并把君王的健康状况与国家的政治状况联系起来，这种思维模式虽然略显牵强，但若把国家治理中的问题与机体健康相互联系，"上医医国"的理念也确实折射出了中国传统医学中蕴含的"天人合一"思想。不过，上古医巫不分的现象在秦汉以降，随着中医学体系独立和发展，已经逐渐消失了。后世医家对于发热疾病的认知，更多地聚焦于身体状况本身的探讨。

发热之因：阴阳失衡

由于时代久远，先秦医家对热病的认识，我们已难见其详，但通过现存的史料记载和现代考古学的新成果，还是可以略知一二。在《史记·扁鹊传》中，扁鹊诊治虢太子尸厥案，其病证可能属于伤寒热病；长沙马王堆西汉墓出土的《导引图》，将秦汉之前古人"引热中""引温病"的生动形象展现在我们面前；武威汉简收有"伤寒四物方"；《神农本草经》中也记载了不少治疗发热的药物……可见中医外感热病学说的起源十分久远。

春秋时期的医和是因给晋侯治病而在《左传》留下记载的著名医家，他在医学史上也是对发热疾病的原因做出早期探索的重要医家。医和提出了最早的"六气学说"。在对疾病进行归纳时，将疾病按照致病因素分为六类，也就是"淫生六疾"。这种分法既突破了殷商甲骨文按发病部位命名疾病的原始医学分类，也与《周礼·医师》把治病的医生分成疾医、食医、疡医、兽医的医学分科方法不同。

医和认为，自然界的"六气"是人体生理活动所依赖的基本物质，不能缺少，也不能太过，太过则为"六淫"，属于致病的邪气。其中"阴淫寒疾，阳淫热疾"是说，阴气过重生寒，阳气过重生热，寒性疾病与热性疾病的划分，说明春秋时期的医家已经有了热性疾病的概念。由于这一时期还没有系统的医学著作，因此，中医运用阴阳理论讨论疾病的记载，保留在儒家经典也是史学著作的《左传》中。这种以"太过""不及"来探讨阴阳失衡导致的发热疾病，是中医运用中国传统平衡观念来解释疾病的表现，也是儒家的"中庸"思想在中医上的体现。

对于热性疾病的治疗，秦汉医家已经意识到，可以通过发汗来纠正体温的异常升高。在华佗的有关论述和张仲景的《伤寒论》中，火灸发汗很常见，但由于烤火或者火灸发汗不易掌握，容易造成过度发汗，形成继发的"变证""坏病"，所以张仲景把这种治疗方法称为"火逆""火邪"。

根据《仓公诊籍》中的记载，仓公在回答汉文帝的诏问时，提及一例完整的热病病例：齐中御府长信在冬季落入水中，随后"身热如炎"，患了"热病气"，仓公根据《脉法》"热病阴阳交者死"的理论判断长信的热病不属于"阴阳交"，是可以治愈的。他通过汤剂使病人出汗，驱逐病人身体里的热气，恢复病人的体温。这说明在汉代初年，中医在临床发热病治疗方面已经有了比较多的经验。

成热之理：病机十九条

成书于战国秦汉时期的《黄帝内经》(包括《素问》《灵枢》两部)是第一部传世中医经典，也是中医基础理论的奠基之作。这部巨著对身体发热相关的疾病的原因、治疗方法有深入的探讨。

《素问》中的《热论》《刺热》等篇，《灵枢》中的《热病》《寒热》等篇，都有热病的相关论述，在热病的原因、症状、变化、预后、禁忌、治疗等方面都做出了创造性的阐发。

《热论》篇明确提出"今夫热病者，皆伤寒之类也"的断语，意思是说，外感发热的疾病，都属于伤寒一类。但由于发病季节的不同，又有伤寒、温病、暑病等的区别。比较复杂一点的热病，还有"两感"(指既伤风又伤寒，既伤寒又伤暑之类)，即不同病因共同作用导致的发热。对于这些外感热病的病情发展，提出了太阳—阳明—少阳—太阴—少阴—厥阴的传变规律，还提出了每个阶段的主要症状和针对的诊治方法。《刺热》篇则主要论述五脏热病的诊断和治疗。例如提出肝的热病表现，前期会有小便黄、肚子痛、多眠、身体发热等症状，热邪侵袭肝脏与肝气相争，就会出现说胡话、惊慌害怕、肋部疼痛、四肢不得安宁。而肾的热病，会表现为腰痛、小腿发酸、口渴厉害、全身发热。如果热邪与肾气相争，颈部疼痛、小腿发冷、不想说话；如果肾气上逆，还会出现头晕目眩。五脏的热病不但有自己的症状组合，而且有固定的变化规律，还会在面部不同部位表现出异常的泛红面色。这些关于外感热病和五脏热病的描述，是中医对于发热类疾病深入认识的具体表现。此外,《刺热》篇还记载了很多热病的针刺治疗部位和操作方法,《热病》篇对于不同症状的热病治疗、预后都做了详细记录。而《气厥》《评热》《逆调》《骨空》等篇中,也有大量与热病的辨别、治疗、预后相关的记载。这些记载体现了古代中医治疗发热疾病的丰富临床经验,辨别症状的细微差别并对不同病症的组合做出用药指导,是中医治疗热病的独特优势。

《黄帝内经》对于后世热病治疗影响最大的主要是"病机十九条"理论。这一理论及其运用主要涉及运气学说,是医家在医疗经验逐渐丰富的基础上,形成的热病相关理论。《素问·至真要大论》篇归纳了脏腑病机和六气病机,即"病机十九条",并指出辨别病机要重视外在的气候状况与人体内部气血运行的关系。这个理论可以归纳为:五脏病机五条,上下病机两条,风、寒、湿病机三条,火病机五条,热病机四条。也就是说,十九条中,与"火热"相关的,占了九条,将近一半。

火热病机的临床症状包括了高热、寒战、昏迷、肢体抽搐、呕吐、呃逆、咳喘、吐血、腹胀肠鸣、肢体拘挛、小便黄浊、腹泻、神志错乱、惊骇不宁、行为失常、皮肤肿胀、溃疡等多种多样的情况。

可以看到,"病机十九条"提到的"火热",已经不局限于外感发热等身体症状,而是成为疾病理论的一部分。例如既有外界暑热之"火"对身体的影响,也有燥、湿等原因在体内形成的"内火",既有饮食不节便秘而成的"实火",也有因为体内阴阳失衡而造成的"虚火"。此外还有"邪火""逆火""流火"等不同的表述。后世刘完素根据《黄帝内经》的"病机十九条",结合在临床中对"五运六气"的研究分析,认为致病者还是"火、热"居多,因此提出了"六气皆能化火""六气皆从火化"的理论,著成《素问玄机原病式》。因刘完素主张"火热病"应该用寒凉的药物来治疗,因此他也成为中医"寒凉派"的开山之人。

寒热之类:《伤寒杂病论》

《难经》在《素问·热论》关于治疗热病的内容基础上,进一步提出"伤寒有五",通过对外感发热病及其原理的详细分类,宣告了广义伤寒学说的建立。东汉末年,医圣张仲景总结了汉代以前的医学经验和临床实践,运用《素问》以六经分类热病证候的理论基础,进一步在热病的辨证论治方面深入探索,撰成《伤寒杂病论》(以下简称《伤寒论》)。

此前,外感病因为有发热的共同症状一般被称为"热病"。到了张仲景这里,他直接以病因为"伤于寒",命名这一类外感疾病为"伤寒"。因此,《伤寒论》是中医治疗外感类疾病的经典指导,也是以外感病为范例阐述中医辨证论治理论的专著,标志着中医外感热病中伤寒辨证体系的建立。书中主要讨论了外感热病过程中的辨证规律,是理、法、方、药俱备的指导临床实践的医著。这部著作对临床的指导一直持续到今天,只要是符合《伤寒论》的症状记载,用对应的方剂治疗,就能收到良好的疗效。因此,《伤寒论》中记载的药方被称为"经方"，长期以来在中医临床疾病治疗中大放异彩。《伤寒论》的价值不仅在于建立了严谨的从症状到药方的诊疗体系，更重要的是历代医家通过探寻书中记载的外感热病的演变过程、分析其变化规律来指导临证用药，使得经方更广泛适用于外感病的治疗。

在《伤寒论》的理论体系中，发热是贯穿始终的症状。在《伤寒论》条文中，直接出现"热"表述的有116条，包括客观的体温升高、主观的病人自己感觉发热，或者医生触及患者体表感受到的异常热感等。从发热的时间上，有日晡（指黄昏日落时分）所发潮热、时有微热、身热不去、续得寒热、更发热、潮热等表述，包含了持续发热、短期发热、偶尔发热、间歇发热、定时发热等多种情况；从发热程度上，有微热、大热、灼热、热甚等表述；在发热部位方面，有足下热、外有热、表里俱热、表寒里热、身手足尽热等涉及身体部位和阴阳理论的描述；就发热状态而言，则有烦热、翕翕发热、蒸蒸发热、恶热、热势不罢、往来寒热等细分。根据后世医家的研究，这些表述十分精准。比如"翕翕发热"和"蒸蒸发热"都是发热汗出，区别则主要表现为前者发热比较轻微，后者发热比较严重。

涉及发热的病因病机讨论就更多了，如发热与畏寒的关系，热与厥的关系，热与疟的关系，热与咳的关系等，还有根据用药后是否出现发热、原有发热症状改善或加重情况来判断药效的记载。例如同样是全身发热，就要观察病人发热时对待衣服的态度。如果全身大热反而想要多穿衣服、盖厚被子，这种反常的情况叫做"真寒假热"，说明病人虽外表有热的症状，但体内深处有寒证。同样的，如果一个全身寒冷却不肯多穿衣服，甚至只穿单衣还觉得难受的病人，则属于"真热假寒"，明明在体表有寒冷的表现，但是体内深处有热证。而服药"白散"后出现"身热"的症状，也是中医对于药物造成发热的最早记载。通过这些丰富而生动的表述，我们能看到中医对发热现象的高度重视和仔细观察。

在发热疾病的分类和相应治疗方面，《伤寒论》提出用太阳、阳明、少阳、少阴、太阴、厥阴这"六经"（与《黄帝内经》中手足三阴三阳经脉同名，因此被称为"伤寒六经"）来归类相应的治疗原则。例如，太阳病发热的特点，主要是身体微微发热，怕冷，微微出汗。而阳明病的发热，则以"潮热"为主，每天傍晚定时发热，如同潮水定期而至，同时发热程度超过太阳病。少阳病发热的典型特征是"往来寒热"，就是每天发作一次到多次，不定时发作。"厥热"则是厥阴病独有的发热，分为先热后厥和先厥后热两种情况，热和厥的出现通常分别持续3—9天。

现代医学对发热的划分，有一些与《伤寒论》中的记载可以关联，例如不规则热与太阳病发热；间歇热与往来寒热；双峰热与热多寒少、日再发；弛张热与潮热等，都有一定的相似性。但中医对发热的描述和辨证更仔细更严格，例如真热和假热的判断，就不能单靠体温测量，而需要根据症状表现综合判断。现代医学认为发热在一定程度上是身体抵御疾病的生理反应，一定程度的发热可以为恢复健康创造条件。在青霉素发明以前，有医生提出让梅毒患者感染疟疾，通过疟疾的高热来治疗梅毒。中医也认为伤寒发热是正气战胜邪气的表现，从这一点上看，中西医有共同之处。但是中医对于一定限度的发热究竟是预后良好还是不佳，还有更详细的分辨。例如少阴病的通脉四逆汤证、厥阴病的下利厥逆，如果出现发热烦躁、不能静卧，甚至出汗不止，则属于阴寒大盛，阳气被阻隔在体表，不能发生阴阳交融的情况。这种表现被中医称为"关格"，是濒临死亡的表现。

张仲景的伤寒学说在中医的外感热病理论中有极其重要的地位。后世医家们通过分析阐释《伤寒论》中的疾病症状记载与方药之间的关系，形成了"伤寒学派"，而"伤寒病"因具有外受寒邪，感而即发的特点（狭义伤寒），拓展为一切外感热病的统称，包括中风、湿温、热病、温病在内的多种病证（广义伤寒）。而伤寒之"寒"，也成为外感热病共有的外邪病因。

《伤寒论》对发热疾病的探讨，既体现了仲景学说与古训在学术上的继承关系，又反映了其辨证论治的创见，是中医在秦汉时期对应发热疾病的重要理论和临床成就。

去热之方：《千金》《外台》记载

被曹操杀害的三国名医华佗与张仲景是同时代的医学家，在《三国志》与《后汉书》中都有他的传记。史书记载，曹操最喜爱的儿子仓舒，也就是那个从小聪明过人，用水的浮力原理称出大象重量的曹冲，死于建安十三年（208年）。当时曹操曾悔恨万分地说："我真后悔当初杀死了华佗，才会让我的儿子求医无门而病死啊！"根据这段史料推测，华佗应当死于公元208年之前，而这也正是张仲景创作《伤寒杂病论》的时期，即建安十年（205年）之后。

气象学家根据历史记载和动植物观测发现，东汉末年，我国中原地区曾经经历过一段非常寒冷的时期。而生活在这一时期的张仲景和华佗，都关注到了"寒邪"对健康的伤害，并对当时广泛出现的伤寒病进行过深入的研究，然而，我们没有更加详尽的资料可以考证他们的生平经历，以及他们是否曾经相识或有过学术上的交流，这是十分可惜的事情。

张仲景的《伤寒论》著成之后，在随后的几百年历史中时隐时现，孙思邈在写《千金要方》时曾说，江南的医家得到张仲景的著作就秘密地保存起来，不对外公开。可见孙氏当时也未能见到《伤寒论》的全貌。

华佗论述伤寒病证治的著作，虽久已失传，但在王叔和散佚的医学著作中，以及现存的《诸病源候论》《千金要方》《外台秘要》等医学著作中，都有引用华佗关于伤寒病证治的论述。其中以孙思邈的引述最为系统和详备，最有参考价值。

孙思邈在中国医学史上，有着非常显赫的地位，《新唐书》和《旧唐书》中均有《孙思邈传》。他在医学上的成就十分杰出，被称为"药王"。民间传说他曾经为老虎治疗疾病，后来老虎为了报恩甘为他的坐骑，因此历史上流传下来的孙思邈像，常有老虎相伴。

孙思邈所著的《备急千金要方》及补篇《千金翼方》（后简称《千金方》）是集大成的医学著作，广征博引，有论有方，保留了大量唐代以前的医学精华。在热病方面，孙思邈的著作中广泛地收集了东汉末年到唐朝初年的华佗、王叔和、陈廪丘等医家的观点，以及《伤寒例》《小品方》等医书中的经验，中间亦加入不少仲景方论。

《千金方》对于伤寒（包括时气温疫）的治法有很大发展。在具体用药方面，孙思邈多用汗、吐、下三法，也就是发汗、催吐、泻下。其中发汗法是治疗伤寒最常用的方式，但孙思邈不但使用很多寒凉药物，而且广泛开发了汤剂、丸剂、散剂等不同剂型。他还在《伤寒论》的基础上创新了很多方剂，如"治时病表里大热欲死方"，治伤寒头痛壮热方；又如治疗时行热毒变生外证的漏芦连翘汤等。这些治疗热病的方剂在临床上广泛运用，成为晋唐热病治疗的主要特色。

除了发明、收集一些用寒凉药治疗热病的方剂，孙思邈在热病治疗方面还有一个比较重大的思想创新。他强调在用药"除热解毒"的同时，还要充分考虑热病可能造成的津液伤损，需要通过养阴生津的药物增强病人抵御热病的能力。例如用攻下的方法疏通肠胃的大柴胡加葳蕤知母汤、生地黄汤等方剂，为后世医家开启了扶正攻下和滋阴润下的法门，宋元以来治疗热病的许多方药，大多是从孙思邈著作中承袭损益而成。而滋阴的代表性方剂"生地黄煎主热方"，则是通过养阴达到清热的效果。孙思邈的这一思想对后世影响很大，到了明清时期，成为温病学派创立的理论依据之一。

和《千金方》几乎同一时期的病因证候学著作《诸病源候论》，是我国现存最早的一部讨论疾病原因和疾病传变的专门著作，其中就有中医对于外感热病的病因、传变等方面的理论思考。这部标志着隋唐时期对发热疾病理论认识最高水平的著作，不但吸收了《黄帝内经》《伤寒论》对于热病的描述，而且还有很多延伸的思考。这些内容有效地补充了先秦到秦汉时期对发热症状相关疾病认识的不足，关于结核病的发热和相关临床症状记载十分详尽，比现代医学的记载早了一千多年。同时，儿科著作《颅囟经》里还专门提出了婴幼"变蒸"发热的概念，主要是指小儿生长发育的过程中出现的生理性发热现象，并非生病。这是中医儿科的一个独特成就，今天仍有很多新手父母不了解"变蒸"的概念，看到小孩发热就着急送医，一千多年前，中国的儿科医学典籍就要求医生辨别小儿的生理性和病理性发热。

隋唐时期的医学成就最突出的表现是各种方书的诞生。除《千金方》外，还有一部医学文献的集大成之作，叫做《外台秘要》。王焘曾供职于国家的图书馆（弘文馆）20余年，因幼多疾病，长大后对医学有着特殊的兴趣，所以借职务之便广泛搜集当时能看到的各种医籍。后来因为牵连到"牛李党争"，被发配到南方地区做官。看到南方因为天气暑热、疾病横行却缺医少药的状况，他产生了将医学典籍归纳整理重新出版，帮助当地人民抵御疾病的愿望。他的著作《外台秘要》共有一千一百零四门，用《诸病源候论》做提纲，对于《诸病源候论》中列出的各种疾病，按照时间顺序排列出历代著名医家的治疗方剂，集中记载了唐代之前的外感伤寒热病学说，后世概括为"伤寒八家"。《外台秘要》这部著作比较完整地收录了晋唐时期各医家在热病方面的论述和诊疗经验。

通过这些传世的医学记录，中医对热病的理论认知和临床经验，以"伤寒"为病因病机的理论体系，在唐代已经达到了很高的认识水平，不但细分了发热疾病的各种症状变化，针对性地创制了相应的方剂，并且对妇女儿童的伤寒热病治疗、外科骨伤的热病治疗都有了相关著作或记载传世，为宋元以后中医的热病认知理论和临床的创新做好了全面准备。

疗热之法：寒凉与温补

中医从秦汉到隋唐的主流思想都是用寒凉药物治疗发热疾病。这种思路的打破和各种创新的治疗方式提出，主要在宋元时期。赵宋的皇帝们十分热爱医学，多位皇帝都具有专业医师以上程度的医学造诣，对中医的热爱成为当时的潮流。当时官方成立的"校正医书局"是世界上最早的官办医书校对出版机构。受惠于宋代印刷术的普及，大量汉唐时期的医书得到官方校对和出版，极大地促进了医学知识的传播。张仲景、孙思邈等医家关于热病的治疗理念，在这一时期得到了普及，研究《伤寒论》的医家多到可以形成一支专门的流派——伤寒学派。他们在临床中发现，早年的方法在应对两宋时期的热病时，疗效并不一定很好。因此，许多医家在这一时期开始探索热病治疗的新理论和新方法。

宋元时期是我国医学对热病认识和治疗思想极大多元化的时期。这与当时儒学发展的背景有很大关系。宋明理学中，关洛濂闽不同学派的争鸣之风，也带动了医学的创新。许多儒者出身的医家，把儒学的创新之风也带到了医学领域，开创了新的医学流派。《四库全书提要·医家类》认为，宋元时期的医学创新堪比宋儒对经学的改革："儒之门户分于宋，医之门户分于金元。"热病的理论认识和治疗主张，也体现出这种特色。除了对伤寒理论的继承和发展，更有一些医家对热病提出了十分有创见的观点，形成了异彩纷呈的学派。

宋元时期，影响最大的两个医学流派是河间学派和易水学派。这两个学派在热病治疗方面的主张完全不同。河间学派的代表性观点叫做"火热病机"，他们把"热病"的概念极大地扩展了，认为几乎一切疾病都体现出"热"的影响，但治疗上还是基本沿袭传统的用寒凉药物治疗热病基本原则；易水学派则从脏腑的观念重新审视热病的病因，治疗则创新地提出了补阴、补气等不同的方法，其中注重脾胃、主张用味甘性温的药物治疗发热的观点极有特色。

前文已经提到的著名医家刘完素，生活在宋金对峙的时代。当时社会动荡，战争饥荒不断，民间热病流行，医生在沿用《伤寒论》中的治疗办法时效果并不显著，还有很多病人出现了"变证"，这对医生提出了更大的挑战。刘完素结合了《内经》中的运气学说及其他有关论述，极大地扩大了热病理论，认为风、寒、暑、湿、燥、火这"六气"导致的疾病，要么都有火热相关的症状，要么会经历发热的阶段，要么会与火热相互转化。在他的理论中，几乎所有的外感疾病都有与热相关的因素。而情绪过激造成的疾病也大都是表现为火热病的症状。对于火热病，他自制了辛凉解表方剂，被后世尊为寒凉派的开山鼻祖。又因为刘完素是河间人，后人称其为刘河间，继承和发扬刘完素主张的医家也被称为"河间学派"。明代的《明医杂著》里有"外感法仲景，内伤法东垣，热病用河间，杂病用丹溪"的说法，其热病理论的影响可见一斑。

在河间学派诞生后不久，易水学派也开始兴起。这个学派的名称，来自于名医张元素。张元素比刘完素年轻很多，但是这两位名医之间曾有一段故事。相传刘河间晚年曾得伤寒病，发热头痛脉紧，自撰方服用，八天后仍未缓解。家人请了年轻的张元素来诊治，刘完素却躺在床上面朝墙不肯理他。但是在听完张元素为他分析病情变化和用药的失误后，刘完素感受到其深厚的医学造诣，欣然服用张元素开的药方，伤寒病也很快得到治愈。两人的交往在医学史上成为一段佳话。张元素对待热病的分析与刘完素完全不同。他主张从人体的正气着眼，用药调和脏腑气机，从而有效抵御热病。他的观点被称为"脏腑辨证论"，张元素是易水人，因此他开创的学派被称为"易水学派"。与"河间学派"相比，张元素及其后继者更注重用温性的药物，到了明朝甚至发展出用温补的方式治疗热病的温补派。

创立"脾胃论"的李东垣继承了张元素的观点，并做出重要的创新。他主张"内伤脾胃，百病由生"，强调补益脾胃，重视内伤病机，他提出的"甘温除大热"，对热病的治疗有革命性影响。

李东垣30多岁时，做了孟州济源（今河南省济源市）的税务官，山东一带"大头天行"（瘟疫的一种，以头面红肿、咽喉不利为主症的传染病）时疫流行，死亡率很高。目睹此状，李东垣废寝忘食地研究疾病的病因、病机，首创了著名的治疫方剂"普济消毒饮"，给病人服用后，效果显著。于是他将药方配伍刻在木板上，悬挂到交通要道上，供大家配药治病，当时用了这种方药的人，没有不见效的。

李东垣生活时代战乱纷繁，百姓流离失所，灾民饥饱无时，因而饮食不节、劳役所伤导致的脾胃病颇多。李东垣发现很多灾民会出现发热困倦的症状，这种发热无法使用以往寒凉峻下的药物来进行治疗。于是李东垣根据《内经》"阴虚则内热"的理论，提出"阴火"这一概念，也就是内伤脾胃、中气虚损所致的人体发热。同时，这种虚热会进一步加重中气不足的困倦乏力等症状，也就是说阴火内盛可耗气，乘脾可焦土。在进一步的辨证和研究之后，李东垣认为这种病是由于中气不足，谷气不得升浮，无以充养心肺，清气下陷，而乘于肾，使得全身气机升降失职，因此他创立了"甘温除热法"，用补中焦、升阳气的办法来清泻阴火，而最能代表这一理论思想的方剂，即是《内外伤辨惑论》中的"补中益气汤"。此方立足脾胃，广泛应用于各种内伤诸证，对于中气不足导致的虚热等诸症效果显著。现代社会中，有人为了身材苗条盲目节食，有人因为工作繁忙饮食不节，有人因为情绪剧烈波动而影响胃口，这些都会导致李东垣所说的阴虚内热，这一类身体气机失调的热病，就需要借鉴"甘温除热"的思路来处理。

除了用热药还是用凉药治热病的争论，元朝的朱丹溪经过长期的临床实践，在治疗热病方面另辟蹊径。朱丹溪原本是明末大儒许谦的得意门生，许谦生病后曾建议朱丹溪去学医，并鼓励他说，相信自己的病只有他能治好。于是朱丹溪在四十岁的时候拜李东垣的唯一弟子罗知悌为师，学成归来果然治好了许谦的病，成为名医。朱丹溪儒学出身，他引入了宋元易学研究的成就，从阴阳关系出发讨论身体的热病。他提出，自然界的太阳常圆，月亮常缺，相应人的身体的"阳气"常余，而"阴精"难成易亏。因此，在治疗发热疾病的时候，要审查到底是人体内真实存在大量的阳气、火热，还是因为阴亏虚而让正常的阳气显得过多。在治法上，他主张"阴易乏，阳易亢，攻击宜详审，正气须保护"，通过各种方法增加、补充严重亏耗的"阴精"来达到阴阳平衡，从而让身体具备抵御热病的能力，这就是他著名的"阳常有余，阴常不足"论。

此外，他还将五行与六气的配合关系投射到五行与五脏中，提出著名的"相火论"，认为五行的"火"在身体中有两种表达，一种是与心对应的"君火"，另一种是肾中涵养的"相火"。"相火"是温煦生命正常活动、进行生殖的动力，但是如果肾水不足，"相火"就会不受制约在体内"妄动"，从而造成一系列热病。面对这种相火妄动造成的热病，不能简单地采用对抗的方法治疗，而应从滋补肾水出发，令肾水和相火阴

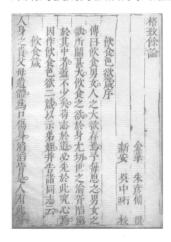

朱丹溪《格致余论》书影

阳平衡，达到治疗目的，这种治疗热病的思路又叫"滋阴降火"。当代人常因为工作压力大、情绪波动剧烈而感到疲倦无力，腰膝酸软，肩背疼痛。这种亚健康的状态，就是朱丹溪说的"相火"妄动。而通过静坐、冥想等方式让精神放松，就是朱丹溪倡导的"滋阴降火"疗法。

温病学派建奇功

明清时期确立的温病学派，是中医对于发热病认识的又一重大成就。"温病"这个词，最早出现在《黄帝内经》，但是汉唐以降，治疗热病的主流是伤寒理论。宋元各流派在治疗热病的方面提出了很多主张，打破了"伤寒学"一统天下的局面，在发热疾病方面众说纷纭的状况，呼唤着新的理论体系来统一各种观点。

明清人口急剧增加，城镇居住环境日渐拥挤，传染性的发热疾病越来越多。面对这些传染性的发热疾病，明初医家在实践中质疑《伤寒论》中记载的实际运用效果。王安道指出，《伤寒论》中的方剂专门讨论如何治疗严寒环境下伤寒导致发热的外感病。其代表性的麻黄桂枝汤等辛温解表法，不适用于治疗发生在温暖气候下春夏秋季节的热病，不是因为方子本身不好用，而是没有在冬季，或者是没有在北方的冬季使用，抑或说是仲景治疗温热病的方药在流传过程中散失了、被王叔和删掉了。这种"辛温解表难用论"认为，气候温暖的情况下发生的热病，很可能不属于"伤寒"，而是另外的疾病，因此治疗方面也必须另找门路，再辟蹊径。

明朝缪仲淳从临床经验入手，进一步提出，张仲景时代的"伤寒论"主要建立在中原地区的疾病谱系基础上，而明代经济繁盛的江南地区，气候湿润温暖，发生的热病与中原不同，采用辛温解表不如辛凉清解效果好，因此他强调治疗时要速逐热邪，重在清泄阳明气热而存津液。

明朝末年，烽烟四起，灾荒不断，疫病极为猖獗，据《明史》记载，从永乐六年（1408年）至崇祯十六年（1643年），发生瘟疫流行达19次之多，其间以崇祯十四年（1641年）流行的瘟疫最为严重，疫情遍及山东、河北、江苏、浙江等地。吴又可的家乡吴县一带亦未幸免，据《吴江县志》记载：当时连年瘟疫流行，一巷百余家，无一家幸免；一门数十口，无一口幸存。当时的医生们都以治疗伤寒的方法来医治病人，却没有效果。吴又可目睹到这延门阖户的惨景，深切感到当时的乡村医生投剂不效，于是开始潜心研究，努力探索，将自己平生研究所得，整理成文，著成《温疫论》，完整地阐述了诊治温疫病的一系列学术观点，对热病学的发展作出了重要贡献。

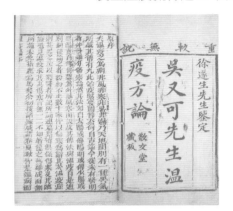

吴又可《温疫论》书影

在临证观察中，吴又可指出除了风、寒、暑、湿、燥、火六气为邪致病，天地间还存在着另一类致病因素——戾气，大凡传染性疾病，举世皆认为六气为病，而其实是种种戾气为患。同时，吴又可还提出疫邪是由口鼻而入，"此气之来，无论老少强弱，触之者即病。邪自口鼻而入"。现代医学通过使用显微镜发现细菌为大部分发热疾病的病原体，并通过开发各种抗菌药物而挽救了众多患者的生命。对抗性治疗一度成为19—20世纪现代医学的主要特色。吴又可的"戾气"论，通过观察疾病的发生、传播情况，总结推测出"戾气"是导致各种发热疾病的单一病原体，因为各种不同的"戾气"，导致了各类不同的疾病，鸡瘟有鸡瘟的"戾气"，猪瘟有猪瘟的"戾气"，人的各种发热疾病，也是由不同的"戾气"通过口鼻或者肠胃传染造成。从概念上，"戾气"与现代医学讲的"细菌"类似，但提出时间早了两百多年。吴又可著成的《温疫论》，提出"戾气"是新致病因素，他指出流行性温热病由一些特异性物质造成，不同于"冬伤于寒"的普通感冒，其发热更甚，虽然同为热病，但因为初起感邪不同，伤寒感受寒邪，温病感受温邪，其性质和表现完全不同。

对于"戾气"造成的热病，吴又可总结了一系列重要的治疗经验。瘟疫初起，邪在膜原，会热盛口渴，所以应疏利膜原，以此理论，吴又可创制了苦燥辛通的达原饮，将其称为"治疫之全剂"。伴随病程进展，疫邪传胃为最常见，此时若"仅清其热，何异扬汤止沸"，因此，应用承气汤攻下。其中，吴又可特别重视大黄的功用，认为只有大黄才是治本之药，因此他用大黄的剂量也相当大。

吴又可还提出，疫病本身容易伤阴，病人很容易出现阴阳失衡。所以在治疗发热疫病的时候，要十分注意保护津液，确保阴阳平衡。他认为，如果病人"内热之极，得冷饮相救甚宜"，应当酌量给予冰水、冷饮降温，至于梨汁、藕汁、蔗浆、西瓜等物，可护液生津，也可以使用。

清末，有一种以发热、腹泻为代表的流行疾病在江浙一带广泛发生，病人之多、流行之广，影响到了湘军抵御太平天国的战斗力。当时的医家称呼这种疾病为"霍乱"，也就是《伤寒论》中记载的一种大吐大泻的疾病。但是王孟英潜心钻研，发现晚清时期暴发的"霍乱"与古代医书记载的症状有很大不同，这种"霍乱"的病人发热不太明显，但是吐泻非常严重致使其迅速脱水死亡，以往的方法治疗效果很差。道光元年（1821年）以来，全国各地经常发生大范围的"霍乱"流行，王清任认为这是一种由外国传入的"真性霍乱"，病因是一种湿热性质的"疫毒"。他认为真性霍乱不同于普通病症，故以"转筋霍乱"命名，并创制了解毒活血汤来治疗，颇有成效。

到了近现代，温病学在长期的临床实践中已经发展得十分完备，对于各种类型温病的发病过程、病程、预后都有详细的分析和辨证。比如，温病按照发病时间和季节特点分类，分为春温、暑温、湿温、秋燥、冬温（吴鞠通）；按照感染强度和流行特点可分为四时温病和疫毒瘟疫（大头瘟、烂喉痧）；现代西医疾病中的病毒性流行性感冒、支气管肺炎、新冠肺炎、甲型H1N1流感、人感染高致病性禽流感、流行性出血热、流行性乙型脑炎、病毒性脑膜炎、流行性脑脊髓膜炎、霍乱、热射病属于四时温病范畴；流行性腮腺炎、颜面丹毒、急性淋巴结炎等属于大头瘟范畴；猩红热、手足口病、病毒性疱疹性咽峡炎属于烂喉痧范畴。

这种温邪侵犯人体，病人除了常见的立刻发病，还有伏藏于里、过时而发的情况（所以中医强调"治未病"，就是将疾病斩灭在萌芽状态），其病症每见表里俱热或里热炽盛，这是温病发病的一种特殊类型；温邪侵犯人体后，除了表现为热症，病人也可以表现出寒象或表现出阳气不足，甚至阳气虚脱的情况。

辨假识真火神派

我们日常生活中经常把嗓子痛、口腔溃疡叫作上火，但是吃了去火的中药或者药膳，却不一定见效。这是因为中医对"寒热"的判断并不是简单通过一个症状确定的。真寒假热证是指内有真寒而外见某些假热症状和体征的证候。其产生机理一般为阳气虚衰，阴寒内盛，逼迫虚阳浮游于上或格越于外，从而出现与寒证病理本质相反的"假热"症状，临床上容易因为假热表象干扰而将此类寒证错误地诊断为热证。如果用寒凉药去治疗这类元气上浮或虚阳外越导致的假热证，从表面上看，有可能短期内疗效似乎也不错，实际上这只是寒凉之品一时性将假热强行制伏，治标不治本，阳虚的本质不但没改善，反而变本加厉，病情往往很快复发，或反复发作，久治不愈，最终演变成为"疑难病症"，临床上有很多陷入这种医疗怪圈的例子。识别假象、区分真伪是中医辨证论治过程中至关重要并且难度极高的一环。

郑钦安是扶阳学派创始人。他认为万病皆损于阳气，治病立法重在扶阳，临床诊断以擅用姜桂附等热药而著称，且用量大而准，被世人尊为"姜附先生""郑火神"。扶阳学派，又名火神派，源于伤寒学派，以仲景学说为宗，学术底蕴直承《伤寒论》，极其重视人体阳气，认为人身以阳气为主导，阳为主，阴为从。人体正常的"阳主阴从"生命协调状态若被打破，就会导致以阳为主导的"阴平阳秘"关系失调而发生疾病。在诸种阳气中，特别强调肾阳的作用，认为肾阳为人身阳气之本，立命之根。这是郑氏扶阳学派的理论核心。

郑钦安最为独特的思想是对真寒假热（即阴火）的辨治。识别假象、区分真伪在中医辨证论治过程中至关重要，假象反映了疾病的复杂程度，增加了辨治难度。难得的是，郑钦安对阴寒偏盛所致虚阳上浮、外越、下陷所引起的种种假热之象，即"阴火"，有着相当深刻的认识。郑钦安有句名言："总之众人皆云是火，我不敢即云是火"，就是指阴火，即阴证所生之火，又称假火，常见的如咽喉红肿、口腔溃疡、牙龈肿痛、口舌生疮、面部痤疮、口鼻燥热、目睛红赤、唇红肿痛，两颧发红等（以上各症俗称"上火"），以及内伤发热、皮肤包块红斑、足心发热如焚等各种表现形式，看似火热之象，其实是真寒假热亦即阴火，极易被误认作热证或阴虚火旺证，俗医治以滋阴泻火之法，"实不啻雪地加霜"。郑钦安在"阳主阴从"的主导思想影响下，独具慧眼，认为"阳虚"才是这类病症的本质。

郑钦安对真寒假热证辨治的创举与治验，前所未有，弥足珍贵。

中西结合张石膏

近代中国社会受到西医的冲击，20世纪初的一次东北鼠疫也使中医的热病学说受到前所未有的考验。在出现抗生素之前，西医虽然能够明确病菌，却在治疗上捉襟见肘。这时的中医学，由于有仲景以来的六经辨证、明清时期的卫气营血辨证，其治疗方法十分丰富，疗效也要高出西医许多。当时的中医大家张锡纯能够去西医医院"会诊"，也是因为中医的疗效比较好的缘故。

然而，无论是中医还是西医，虽然各有治疗方法，由于历史条件等因素，对于传染性、感染性疾病，远远没有达到能够控制其流行的地步。"华佗无奈小虫何"，绿水青山的神州大地上，瘟神肆虐，一幕幕地反复上演着"千村薜荔人遗矢，万户萧疏鬼唱歌"的人间悲剧。因此，尽管中西医之间垒高沟深，壁垒森严，却在论争之中，出现了试图汇通中西医学的先驱者。

张锡纯的阿司匹林石膏汤，象征着中西医学在外感热病领域中一种独特的结合。这个方剂只有两味药，西药阿司匹林和中药石膏。张锡纯把西药阿司匹林纯粹当中药用，按照中药的四气五味体系，给阿司匹林定位为酸味良性药，通过配合石膏，治疗"浑身壮热"，也就是高热不退的疾病。对于伴随发热的其他症状，张锡纯给出的药方，也是非常明确的中西结合风格："治阴虚发热，肺痨，用醴泉饮送服阿司匹林；治肺病发热，以安替匹林代石膏发汗；治癫痫，用西药镇静剂与中药清火、涤痰、理气之品配伍；治梦遗，加溴化钾或水合氯醛以增加镇脑安神之功。"作为卓越的临床家和中西医汇通派的著名代表，张锡纯在中国医学史上占有重要地位，其衷中参西、汇通中西医的治学思想，充分体现在他的著作《医学衷中参西录》中，对后世影响深远。张锡纯提出"衷中者，根本也，不背叛祖宗，同道无异议，是立业之基；参西者，辅助也，借鉴有益的，师门无厚非，为发展之翼"，给我们的启示是要以中医为本，在临床和科研中保持中医思维，同时将西医的一些方法和手段作为参考，张锡纯从中医角度理解西药的药性，首创中西药合用，石膏阿司匹林汤就是非常有代表性的中西合璧名方。他根据西药的提取原料、组成成分、原有效用等，赋予西药以中药的内涵，即性味、归经、功效等，使得西药同样可以在中医辨证论治这个原则下进行对证用药和随证加减，创新性地将西药融入中医临床应用。

第二部分

热病历史

第三章 人类历史上的热病

　　在医学发展的早期，发热既是疾病症状，本身也是疾病，通常被称作"热病"。从18世纪器官病理学建立至今，虽然人们逐渐认识到发热是疾病的一种症状，但仍然能从一些现象中看出人们对待热病的思路。例如，将一些以发热为主要症状或先行症状的疾病命名为"某某热"，诸如黄热病、出血热、登革热等，这些疾病命名都是以单词"fever"结尾。国外有学者曾做过统计，截至2011年，文章内统计这类疾病名称多达65种。1977年，我国康子铮、吴宝瑜编写的《发热疾病的诊断与鉴别诊断》一书，将发热疾病的病因分成15类。

　　今天，发热已不是惧人的魔鬼，却仍是人们很多时候寻求医疗救治的原因。对于发热和发热疾病的医学祛魅，是人类趟过数番大疫，又经医疗技术与社会文化的数种流变，最终达成的结果。本章将简述历史上发热和发热疾病带给人类的伤痛，并摘选天花、鼠疫、疟疾、肺炎四种疾病分别加以重点叙述。

发热疾病与战争：覆亡的推手

　　雅典的古典时代，希腊的民主文明，几乎因发热疾病这一推手而消磨终结。

　　以雅典为首的提洛同盟和以斯巴达为首的伯罗奔尼撒联盟是两个强大的集团，它们曾联手战胜波斯帝国的统治。提洛同盟，也称环爱琴海同盟，是希波战争中希腊的自由城市自愿成立的一个同盟，它的目的本来是共同防御波斯人的威胁。斯巴达也领导伯罗奔尼撒半岛上的邻国形成了一个防御同盟，名为伯罗奔尼撒联盟。公元前480年，波斯帝国战败，表面安定的秩序维持了50年。其间雅典人口增长迅速，伯里克利（雅典执政官，在位期间为雅典的民主时代，亦是全盛时期）扩张疆土的野心也随之膨胀。

　　雅典利用同盟的势力加强在爱琴海的霸权。拥有同盟基础的雅典，可以轻松借此压迫周围的各个小国。整个爱琴海周边地区，慢慢发展成以雅典霸权为中心的海上帝国。雅典人为了达到统治目的，动用了同盟国金库的资金，来压迫其他的小国，试图让它们臣服于自己。如果有谁敢造反，雅典就武力镇压它们。这样一来，原本的同盟国慢慢都变成雅典的附庸，被蚕食殆尽。

斯巴达人开始自危，不能就此旁观雅典的膨胀。他们毅然决然与雅典对抗，伯罗奔尼撒联盟主张反抗提洛同盟霸权。公元前431年，雅典和斯巴达之间爆发了伯罗奔尼撒之战。可是，当雅典军队志满意骄地踏上征程，誓要将其荣耀彰显于斯巴达之时，却未曾想到自己先受到了瘟疫的扫荡。当时雅典著名的历史学家修昔底德（Thucydides）在其著作中描述了病人的状态：身体完全健康的人会突然开始发热；眼睛发炎、变红；口内从喉咙到舌头都有充血，身体不适。后续，这些病人会打喷嚏，嗓子嘶哑。过一段时间，胸部开始发痛，咳嗽慢慢变得剧烈。在第7天到第8天的时候，病人多半因为高热而死亡。

这场流行病始于非洲，于公元前430年开始传播至希腊。四分之一的雅典军队就此湮灭了。连当时的执政官伯里克利也死于病魔之手。疫病沿着军队所到之处蔓延扩散。雅典居民亦不能幸免，南部城市的死亡人口比例甚至超过军队。发热疾病的侵袭将战争的平衡打破，雅典的势弱导致战争以斯巴达的胜利结束。雅典的陨落成为西方文明史上的"转折点"。

发热疾病对战争的大规模影响，有时是干涉历史最有力的手段。今人研读修昔底德留下的史书，试图通过瘟疫病症找寻这场浩劫的"罪魁祸首"。天花、麻疹、斑疹伤寒、梅毒、麦角中毒等均在"嫌疑人"名单上，鼠疫也难脱干系。毕竟，它可是个"惯犯"。

在雅典覆灭数百年后的公元165年，罗马也暴发了大规模的热病。当时正值安东尼王朝的统治时期，故而这次疫情史称"安东尼瘟疫"。后世研究表明，"安东尼瘟疫"也很"复杂"，包含了多种发热疾病，如伤寒、天花、鼠疫和麻疹，甚至有人提出可能是埃博拉病毒的侵袭。这场综合的发热疾病大流行，使罗马损失了将近十分之一的兵力，罗马本土人口减少将近三分之一。

一国陨落的悲剧再次发生了。要知道，彼时的罗马已经是一个包括马其顿、希腊、塞琉古王朝的亚洲部分和埃及的大帝国。但是，鼠疫的肆虐和匈奴的侵袭令这个庞大的帝国内忧外患，分崩离析。这一次瘟疫几乎导致罗马帝国黄金时代的终结。瘟疫暴发的源头是161—165年的罗马帝国与安息帝国的战争。这两个帝国的矛盾由来已久，历次战争互有胜负。与伯罗奔尼撒战争一样，瘟疫在战争期间暴发。

在安东尼执政的后期，罗马再次遭受瘟疫肆虐。这位君王也不能保持年轻时的意气风发，离开罗马逃避瘟疫去了。逃亡期间，安东尼写下了著名的《沉思录》。尽管如此远避，承受孤独，安东尼最后也还是没能逃避感染发热疾病的命运。他说过的最后一句话，据传是"不要为我哭泣，想想有如此众多的生灵，因瘟疫死亡"。在安东尼死后，罗马帝国逐渐走向衰败。之后，各类传染病陆续扩散至南亚、中亚和东亚，其中天花于公元5世纪"登陆"日本，可见其传播之广。

公元250—271年，一场以塞浦路斯命名的瘟疫，给当时的欧洲造成了巨大的灾难。一部拉丁文图书《死亡》中提到，该病首先表现为胃肠症状，病人"被胃肠症状带走了身体的能量"，之后"源自骨髓的高热"，导致喉部出现伤口。以现代医学的角度来理解，这应该是一种源于消化道的发热疾病，具有传染性。疾病的后期表现为严重的发热，以及喉部炎症的

第三章　人类历史上的热病　　　　　　　　　　　063

损伤。当时突尼斯城的大主教圣·塞浦路斯把"塞浦路斯瘟疫"描述为"世界的尽头"，因为这场发热疾病仅在罗马就导致大约5000人丧生。2014年，有考古学家在卢克索发现了瘟疫遇难者的大型埋葬地，这些尸体上覆盖着厚厚的一层石灰。看来石灰在历史上已经被作为消毒剂来使用了。墓坑附近还发现了三处用来制作石灰的烧窑遗址，以及使用篝火焚烧遇难者尸体的痕迹。

目前学界较为认可的鼠疫早期文献记录出现在公元6世纪的东罗马帝国，即拜占庭帝国。查士丁尼一世（Justinian I）是该国最杰出有为的帝王之一，《查士丁尼法典》（*the Code of Justinian*）就是他的创举之一。但在他当政期间，暴发了"查士丁尼鼠疫"。这场疫病的初期症状很普通，包括发热、打寒战、头痛和其他类似流感的表现，容易让人将它与其他常见疾病混淆。但随后，病人会出现一系列特异和严重的症状：淋巴结肿大、疼痛且经常会化脓溃烂，这被叫做"瘟疮"。瘟疮通常出现在腋下、颈部和腹股沟处。此外，皮肤下可能会出现血肿，使皮肤呈现出深紫或黑色，这也是"黑死病"名称的来源。彼时又逢兵连祸结，接近四分之一的罗马居民丧失了生命。君士坦丁堡几乎被摧毁，之后西欧与地中海地区亦沦陷。这场鼠疫肆虐超过200年。

世界的阴云：黑死病流行

鼠疫不仅喜欢"开疆拓土"，还偏爱"故地重游"。1347—

1352年，鼠疫又随商队旅行路线，自亚洲西横行至欧洲大陆，仅开头三年便夺去了不下2000万条性命。其路线大致为：伏尔加河畔的察里津—黑海西边的君士坦丁堡—地中海东部、北部、西部（地中海的重要城市如开罗、那不勒斯、威尼斯、米兰、巴塞罗那等均受累）—大西洋东岸（巴黎、伦敦等）—北海沿岸。如是，其传播路线形成一个闭环，欧洲地区几乎完全笼罩在鼠疫的死亡阴影之下。

以欧洲部分大城市为例，佛罗伦萨死亡人数达10万以上，威尼斯和伦敦也有10万人，巴黎5万人。一些城市多次遭受鼠疫的侵袭，比如1439—1640年法国的贝桑松，当时是中世纪欧洲重要的贸易集市。据统计，那里曾发生过40余次鼠疫流行，惨烈状况可想而知。有学者从豆类的产量与用量中推测出，在14世纪这场黑死病大流行前，英国出现了人口高峰。而5年瘟疫过后，欧洲人口竟锐减近三分之一。

黑死病的最后一次大暴发发生在英国。这场以伦敦为中心的瘟疫始于1665年4月，在炎热的夏季迅速传播。感染鼠类身上的跳蚤是传播病毒的主要媒介。瘟疫结束时，约有100万人丧生，其中包括15%的伦敦人口。但这并非此次灾难的尽头。屋漏偏逢连夜雨，1666年9月2日伦敦发生大火，持续蔓延4天，焚毁了城市大片区域。

发热疾病造成的灾难客观上促进了一些防疫方面的进步。例如，政府颁布政令，建立海港检疫制度，检查往来的航路是否有瘟疫流行，检查入港的船只是否载有患病者。对于有嫌疑的船只，一律采用烧毁的策略，以避免传染。卫生方面也得到了改善，死尸严禁暴露街头，水源也加强了控制和净化，这些措施在遏制疾病的传播上慢慢产生了效果。这一部分内容将在后续章节中详述。

病者有"罪"：麻风的流行

前述几次发热疾病的流行，大多是由于战争与同期恶劣的卫生条件，往往发生在较大的群体之间，而且人们久久未能明白如何防止传染。而有一种发热疾病，由于病人明显的外表特征，让当时的人们对病人避之唯恐不及，这种发热疾病就是麻风。

麻风，又称汉森氏病，是由麻风杆菌引起的慢性传染病。麻风在历史上的恶名，带有深厚的宗教和社会背景，经常与"不洁"或"诅咒"等标签相关联。宗教典籍中关于麻风的描述，使得受此病折磨的人们被社会全面地污名化。在当时，麻风的病因不明，无有效治疗方法，这种疾病对人体的影响是缓慢的，最初表现为不定的发热。随着疾病的进展，麻风杆菌会损害皮肤、神经、鼻腔和眼睛。晚期麻风病人会出现"狮面"、爪手、垂足等症状，他们的外形使人感到恐惧。因此，有些地方将麻风病人赶出城镇，或规定麻风病人不得随意外出，外出时须穿着特殊服装。当遇见路人时，必须敲击响板或摇铃，以提醒路人避免接近。还有些地方出现了迫害麻风病人的事件。当时的人们对这种疾病的恐惧和误解，以及对其传播机制的缺乏认识，导致麻风病病人往往被当作罪人，被迫远离家庭，远离社会。

实际上，麻风并不是高传染性的疾病，但在卫生条件差、人员密切接触的环境中，它确实有传播的可能。

麻风在6—7世纪流行于西欧诸国。随着十字军东征，麻风的传染之势愈发凶猛。11世纪，欧洲教会专设隔离院收容麻风病人，麻风病人或被隔离安顿在城外指定的地方。13世纪时，欧洲麻风病的流行达到顶峰，仅法国就设立了2000余所麻风病院。到1225年，整个欧洲大约有1.9万所隔离病院（lazaretto）。这些隔离病院为病人提供相对安全的居住环境，也减少了麻风病人与健康人群的接触，从而降低了传播风险。但是，这也意味着麻风病人被完全孤立，"名正言顺"地被剥夺了与家人和社会的联系。

到了14世纪，欧洲麻风病突然绝迹。虽然至今人们尚未彻底弄清其中奥秘，但隔离病院无疑起到了一定的作用。在当下的猜想中，麻风的突然消失可能与其他多种因素有关，包括人口变动、免疫反应的变化，甚至可能与那时的其他流行病，如黑死病的流行有关。

热病之"美"：结核病

在《剑桥医学史》一书中，收录了18世纪中期的一位医生理查德·凯（Richard Kay）的日记。在短短8天时间内，他就收到了4位发热病人的死讯。斑疹伤寒，汗热病，在那时都十分凶险。医者甚至不能自医。第二年末，理查德·凯的父亲、姐姐和妹妹相继死于发热，他本人也于1751年死于相同的病症。

可见，发热疾病在很长一段时间处于几乎无药可医的阶段。或许正因发热疾病的无药可医，人们又意识到这不是什么"天神的降罪"，好像做的事情和崇拜的信仰都成了徒劳——于是只好用一些行为来掩盖绝望，粉饰阴霾。

19世纪，发热疾病曾牵扯出一种西方的逸闻。当时的医生普遍认为结核病主要是女性患的疾病，甚至主张"作为女性"本身就是一种结核病的易感因素。当一种疾病和性别在某种程度上被绑定时，疾病就可能会被滥用为标签。可悲的是，结核病人在当时被誉为"最富有女人味"。病人病态的双颊酡红和面色苍白，消瘦的身形和柔弱的气质，成了文学家笔下的美丽娇艳。文学和戏剧作品中相继出现患有结核病的女性角色，这些角色往往与情色意味相关。这影响了当时的时尚潮流，女性争相以瘦削娇弱为美，追求极其纤细的身形；男性文人不甘示弱，甚至也加入其中，标榜自己的病弱。讽刺作家们在作品中，讥刺年轻的女性，意指她们和她们的母亲唯恐不能患上结核病，以病弱博取好姻缘的机会。也有少数医生反感这样的文学潮流，为这种时尚背后的痛苦发声，可惜医生的声音并不能遍及各地，没有压过当时的风潮。

热病的命名：西班牙流感

20世纪初，西班牙流感袭击了人类。这场全球历史上最致命的大流感在1918年至1919年间席卷全球。据统计，西班牙流感导致了5000万以上的人死亡。

西班牙流感并非起源于西班牙，而是因为西班牙作为中立国，在第一次世界大战中未设新闻审查制度，因此，关于流感暴发的报道相对较多，使得人们误以为流感起源于此。

现代研究结果推测，西班牙流感的病原体甲型H1N1流感病毒与现代的H1N1流感病毒有关。这种病毒传播迅速，部分原因是第一次世界大战期间的全球军事动员，以及随之而来的大量人员流动。尽管流感通常对老年人和儿童的威胁最大，但这次流感却对20至40岁的青壮年群体伤害最为严重。

西班牙流感的突出症状包括高热、乏力、疼痛和严重的肺部疾病，很多人在感染后的几天内就因肺炎和其他并发症死亡。当时的医疗技术尚不能提供有效的治疗，医生只能提供对症治疗和隔离措施。

西班牙流感对全球社会和经济造成了巨大的冲击，其影响甚至超越了同时期的第一次世界大战。这次大流行让全世界认识到了公共卫生和疾病预防的重要性，也为今天的公共卫生应急管理和研究提供了宝贵的经验教训。

值得注意的是，以地域、种族或动物等名称命名疾病，经常难以避免偏见，或可能导致误解。这样的命名方式，对相关的国家、民族、文化或群体很有可能产生不必要的名誉损害。

"西班牙流感"的命名是一个经典的例子，而类似的发热疾病命名还有很多。例如，"中东呼吸综合征"（MERS）：虽然引起这种病的冠状病毒最初是在中东地区被发现的，但这样的命名难免给人留下"该病毒仅在中东地区存在或主要影响中东地区"的印象。"埃博拉病毒"：这个名字来源于刚果民主共和国的埃博拉河，当地居民不乏因此遭受污名化。"德国麻疹"：

第一次世界大战之前，一种与麻疹相似的疾病在美国暴发，当时这种疾病被误认为是德国人带来的，因此被称为"德国麻疹"。实际上，这只是一种传染性较强的风疹。"猪流感"：2009年的H1N1流感起初被称为"猪流感"，这种命名方式直接导致了人类在那之后，很长一段时间对猪肉及其制品产生不必要的恐惧和抵触。

由于这样的疾病命名可能带来的问题，世界卫生组织和其他健康机构如今都建议，使用不涉及地域、动物或个体的疾病命名方式，来避免对某些疾病的污名化。

应热生方：中国古代热病与诊治

中华文明自古以来十分重视历史记载，在一段时期内流行的、高死亡率的疾病会被作为"瘟"或者"疫"在史书中留下记录。其中大多数疫病，都有发热症状的明确记录。东汉195年间，史书上记载了22次大规模的疫病，其中汉灵帝和汉献帝时期就有12次。三国时代（共46年）有6次大疫，西晋武帝时期有3次。这一时期正好是医圣张仲景生活的时代，我们通过张仲景的描述了解到，这一时期的疫病中，最常见的是"伤寒"。患者往往因高热、气喘而死，有的身体上还有明显的瘀斑。根据现代学者的考证，这些"伤寒"可能是鼠疫、出血热等疾病，不及时救治死亡率很高。东汉时期的军队，为了应对士兵中迅速蔓延的生病发热的情况，曾建立"庵庐"——也就是最早的方舱医院——来隔离患病的士兵。

张仲景的家族本来是个大族，人口多达二百余人。自从建安初年以来，不到十年，有三分之二的族人因患疫而死，其中死于伤寒者竟占十分之七。面对瘟疫的肆虐，张仲景内心十分悲愤。他行医游历各地，经过数十年含辛茹苦的努力，完成了中医临床巨著《伤寒杂病论》，这是继《黄帝内经》之后，又一部影响巨大的中医典籍。这部书集秦汉以来医药理论之大成，是我国医学史上影响最大的古典医著之一，也是我国第一部临床治疗学方面的巨著。南北朝名医陶弘景曾说："惟张仲景一部，最为众方之祖。"由张仲景传承下来的伤寒经方，在外感病治疗中发挥了巨大的作用，挽救了众多的生命。

东晋名医葛洪的《肘后备急方》，是中医历史上第一部临床急救手册，在第一卷中就汇集了诸如霍乱、伤寒时气瘟病、瘴气疫疠瘟毒等各种发热性疫病的症候记载，强调这些疫病具有传染性，并给出包括隔离、熏蒸、服药等多种防治方法。

秦汉晋唐时期，史书和医书中记载的大型热病多与地震、水旱、蝗虫等自然灾害有关，或者是由朝代更迭的兵火战乱造成。但到了宋代以后，热病的兴起和蔓延多了一个原因，即城镇化的兴起和人口密集居住。北宋都城开封就是人口超过百万的超大城市。淳化三年（992年）五月，一场严重的瘟疫席卷了开封，当时"京师大热，疫死者众"。这场瘟疫传播的速度很快，造成大量人员死亡。史书记载，淳化元年的春夏，开封地区连续五个月没有降水，宋太宗为求雨斋戒食蔬，但效果并不明显，随后两年的春天京师持续遭遇严重旱灾。到了淳化三年，"河南府、京东西、河北、河东、陕西及亳、建、淮阳等三十六州军旱"，长期的干旱和高温引发的瘟疫，中医称之为暑温，指感受热邪而出现的以发热为主要症状的一类疾病。中国历史上虽然疫情不断，但这种在大规模城市中暴发的瘟疫并不常见，除了当时的气候条件，开封的人口密度、人员流动性、人居环境以及个人的生活习惯都是重要的原因。

北宋取消了唐代都城坊市分设、夜间宵禁等制度，都城开封的城市街道十分狭窄，民居鳞次栉比，环境问题带来的卫生问题日渐突出。缺少了坊墙、宽阔街道和宵禁的制约，疾病的传播变得越来越容易。加上宋代特殊的驻军制度，京师开封周边聚集了大量的军队，这也进一步增加了城市的人口密度，这些因素使开封成为北宋时期北方地区疫病传播和蔓延最广泛的地区之一。面对如此严重的疫情，宋太宗发布《行圣惠方诏》，首次将政府刚刚修撰完毕的《太平圣惠方》颁赐京城和全国各地，用新医学知识控制疫病的流行。《太平圣惠方》一共一百卷，是宋太宗命王怀隐等人编撰的大型官修医方著作。除了刊刻和颁布医书，宋太宗以太医署为疫病救治指挥机构，积极选拔医官，还赐钱五十千，作为购买药品的资金。关于应对这次疫病的方药，宋代医学家庞安时在《伤寒总病论》中有具体的介绍，包含屠苏酒、辟温粉、干敷散、杀鬼丸、务成子萤火丸等。其中，饮用屠苏酒预防疫病，成为了这一时期风行的新年风俗，在王安石的诗歌《元日》中提到的"春风送暖入屠苏"，就是对这一习俗的写照。

根据《宋史·五行志》的记载，伴随着雷暴天气的西北风，开封城内持续的高温有所下降。加上政府派医诊治、赐钱赐药、颁布医书、按决刑狱等举措，这场严重的疫情在一个多月之后终结。

为了应对热病的暴发和传播，宋、金的国家医学制度都有了很大的进步；同时中医治疗热病的思路在这一时期也有了很多创新。金泰和二年（1202年），名医李东垣捐资做了山东济源的税务官。当时山东流行"大头天行"，也叫"大头瘟"。根据《东垣试效方》的记载，症状初起恶寒，继而发热、头面肿胀、目不能开、咽喉不利、口渴、舌苔黄燥、脉数有力，传染性还很强。当时医家用经方承气汤加板蓝根进行治疗，虽然能退热，但是无法治愈。李东垣创造了一个以温阳和清热共同作用的方子，病人服用后很快痊愈了。为了让更多的病人得到救治，李东垣将方子刻在木碑上，插在人来人往的热闹地方，病者抄回去按方服药，疗效极好。一时人们都以为此方为仙人所传，所以尊它为"普济消毒饮子"。

　　到了金元之交，开封还发生过另一次汴京大疫。"汴京大疫，凡五十日，诸门出死者九十余万人，贫不能葬者不在是数。"这是《金史·哀宗本纪》所录金末汴京疫后惨状。史学研究认为这次疫情发生在1232年，当时蒙金媾和、蒙古大军刚停止攻城。李东垣观察发现，有很多灾民会出现发热困倦的症状，这种发热无法使用以往寒凉峻下的药物来进行治疗。于是李东垣根据《内经》"阴虚则内热"的理论，创立了"甘温除热法"，用补中焦、升阳气的办法来清泻阴火，而最能代表这一理论思想的方剂，即是《内外伤辨感论》中的"补中益气汤"。此方立足脾胃，广泛应用于各种内伤诸证，对于中气不足导致的虚热等诸症效果立竿见影，成为千古名方。

　　温病学的兴盛与明清时期热病多发有很大的关系。明朝末年，烽烟四起，灾荒不断，疫病极为猖獗，据《明史》记载，从永乐六年（1408 年）至崇祯十六年（1643 年），发生瘟疫流行达 19 次之多，其间以崇祯十四年（1641 年）流行的瘟疫最为严重，疫情遍及山东、河北、江苏、浙江等地，前文提及的吴又可就是在这个背景下写成《温疫论》，完整地阐述了诊治温疫病的一系列学术观点，对热病学的发展作出了重要贡献。

清乾隆五十八年癸丑（1793 年），北京瘟疫大暴发。吴鞠通受朋友力劝，奋力抢救前来诊治的病人。这些病人大都为温病晚期，"已成坏病"，他采用叶天士之法，并根据自己的体会，在改良牛黄清心丸基础上，制成安宫牛黄丸等名药，一下子从危重病人中救活了几十人，遏制住了瘟疫蔓延之势，被广泛赞颂。

道光元年（1821 年），北京周边又接连发生瘟疫，三月任丘大疫，六月冠县大疫、武城大疫，死者无数。当年恰逢各地举人进京会试，考生到处流动，如果学子感染瘟疫，一旦传播开来，后果不堪设想。吴鞠通在疫区积极调研，针对此次温病研制出新药霹雳散。当时有人提议，集中购买、定制霹雳散作为预防药物服用，主管考试的官员采纳了这个建议，购买大量霹雳散，分发给考生，后来在会试的过程中，没有一位考生患上瘟疫。吴鞠通将理论与临床实践相结合，系统总结出一整套治疗温病的理论及方药，著成《温病条辨》一书，开创性地提出了温病的"三焦辨证"学说。

清朝末年霍乱频起，江浙一带成为了流行中心，病人之多、流行之广，甚至影响到了湘军的战斗力。王孟英潜心钻研，在瘟疫治疗和预防方面颇有建树，他提出疫病以"预防"为上策，特别注重环境方面的预防，如疏通河道，广凿井泉，尽量让百姓喝净水、活水。王孟英还发现晚清时期暴发的霍乱与古代不同，以往的方法无法得到有效的应用。根据瘟疫史研究，道光元年（1821年）以来，全国各地经常发生大范围的"霍乱"，这是由外国传入的"真性霍乱"。1821年，直隶名医王清任就在实践中发现真性霍乱不同于普通病症，称之为"转筋霍乱"，创制解毒活血汤，治疗颇有成效。

咸丰三年（1853年），太平军攻占南京，江南为之震动，同时霍乱也开始大规模流行，王孟英应友人邀请，前往濮院参与救治。据沈梓的《避寇日记》记载，濮院"瘟疫大作，死者日以五六十人"，王孟英此时一直在疫区积极救治病人。当濮院疫情稍缓，上海却又暴发霍乱大流行。《避寇日记》记载："上海时疫流行，死者二万余人。"同治元年（1862年）五月，王孟英已五十多岁，又一次深入疫区，赶赴上海，他目之所及，沿门阖户，已成大疫，且城内外的河流也藏垢纳污，恶浊不堪。王孟英一到上海便遇到了一位重症病人，经及时救治而获愈，于是名声大噪，病人纷至沓来。根据疫情特点，王孟英创立"黄芩定乱汤"救活许多病人，其宗侄王绍武见到这一处方的疗效，便把此方送至屠甸老家，受益病人千余人。这次疫情仅王孟英的家人及好友，死于霍乱的就有十多人。因为王孟英长期诊治病人，无暇顾及家人，妻子、儿子均不幸染上霍乱离世。不久在杭州的女儿也不幸病逝，女儿临终前还感叹：如果父亲在身边，自己不至于如此。家人连续的离去对王孟英打击很大，他痛心之下，决定重订《霍乱论》一书，给广大医家提供治疗参考。《随息居重订霍乱论》是王孟英一生最后一部专著。王孟英在救治病人过程中不幸罹患霍乱，于同治二年

（1863年）去世。

中国古代的发热性疫病记载众多，除了十室九空、死伤泰半的悲哀，我们更多的是看到中医治疗疫病的不懈努力。医者面对新的疾病不断摸索新的治法，再将经验的积累升华为理论的创新，从而指导临床，救治更多的病人。章太炎曾说，中医以疗效立世，面对历史上的热病肆虐，中医为守护华夏健康做出了自己的贡献。

第四章　中西合力灭天花

天花是迄今为止唯一被人类消灭的烈性传染病。从古埃及罹患天花的木乃伊，到索马里的最后一个被治愈的天花病人，数千年来，这一高死亡率的烈性传染病夺走了至少五亿人的生命。哥伦布发现新大陆后，天花曾经导致北美印第安人大量死亡。在传教士汤若望的提议下，是否出过天花直接影响了中国清朝顺治皇帝的继任人选。中国的人痘接种技术在康熙皇帝的重视下全国推广，并经由俄罗斯、土耳其传到欧洲，受到伏尔泰的高度称赞。英国医生詹纳发明的牛痘接种，成为预防天花的最佳手段。西班牙的疫苗接种船队将牛痘传播到美洲和亚洲，斯当东翻译《英吉利种痘新书》并培养广东医生学习牛痘接种，将这一技术重新传入中国。最终，在全人类共同的努力下，天花得以在全球范围内被消灭。

全球肆虐：侵略者的帮凶

    天花是一种由病毒引起的严重传染病，曾在历史上造成数以百万计的人员死亡。感染天花的病人最初会出现发热、头痛、背痛的症状，感觉极度疲劳。这些症状通常会持续数天，随后，皮肤开始出现红斑，脸部、双手和脚底尤其严重。随着时间的推移，这些红斑会逐渐发展成小水泡状的皮疹。这些水泡在一周左右逐渐化脓、结痂。天花的一个显著特点是皮疹在身体的各个部位几乎同时出现和发展，与麻疹和风疹等其他皮疹性疾病形成区分。最后，结痂的部分会逐渐脱落，在皮肤上留下深深的疤痕。

    天花病人的死亡率相对较高，特别是儿童和老年病人。严重的症状和在历史上的大范围传播，使得对其预防和控制成为公共卫生的首要任务。幸运的是，经过全球的努力，天花已经被成功根除。

    埃及、印度、中国等文明古国都曾遭受过天花的侵袭。公元前1160年的古埃及法老拉美西斯五世的木乃伊脸部，也存在天花痘疮结痂的痕迹。但从全球历史的角度来看，直到公元1500年之后，天花对人类社会的破坏才突显出来。其中最典型的例子是西班牙人对美洲的殖民入侵。那时，西班牙人将天花带到美洲，导致了美洲大陆长达8年的天花大流行。

1518年，西班牙军队在科尔特斯（Cortes）的率领下，进攻阿兹特克人的重镇特诺克替兰（今墨西哥城）。阿兹特克人在首领蒙特祖马（Montezuma）的带领下战胜了入侵者。正当阿兹特克人准备反攻西班牙人的关键时刻，特诺克替兰暴发了天花，蒙特祖马及许多军士因染上天花而亡，阿兹特克人陷入一片混乱。因此，西班牙人获得了宝贵的喘息时间，科尔特斯得以重整军备，调转头来，一举攻克并摧毁了特诺克替兰。显然，要不是天花侵袭，西班牙人不可能取得胜利。

欧洲人带来的天花，并不只局限在墨西哥境内。1520年，天花传到危地马拉，1525—1526年传至印加帝国。印加帝国国王在征战途中死于天花，他所指定的王位继承人也染病身亡。正当帝国因王位纷争而摇摇欲坠时，皮萨罗（Pizarro）率兵入侵库斯科（今秘鲁境内），占领了印加帝国，并在当地大肆掠夺和屠杀。印加人因遭受疾病的困扰而丧失了抵抗能力。

天花的流行不仅造成了大量人员的死亡，而且天花所产生的心理效应影响更甚。人们尚不明了疾病流行的真正原因，于是能左右人类命运的天花被视为天神对人间的惩罚。在天花波及美洲本土居民时，西班牙人却安然无恙。当地人感到白皮肤入侵者的肆意妄为似乎获得了天神的恩准。西班牙人在天花等疾病的"加持"下，仅以数百人的兵力就轻易地征服了美洲大陆，控制了数百万当地居民。

匠心独具：人痘接种术的推广

    世界上最早记载天花症状的医书是中国东晋医家葛洪的《肘后备急方》。根据葛洪的描述，病人在天花初发时全身寒战，高热头痛、浑身无力，然后全身长满皮疹，死亡率极高，侥幸痊愈后，脸上还会留下紫黑色的瘢痕，经过很长时间才能逐渐消退。葛洪还提到，天花大约在东汉时期由越南的俘虏传入中原，"以建武中于南阳击虏所得"，故称其为"虏疮"。北宋时，天花开始以"痘疮"为名。从这时开始，中医把"痘疮"归属到小儿科病类。董汲的《小儿斑疹备急方论》是中国最早治疗天花的专著，简述了斑疹的发病规律、患者病况，并附17种治疗方剂；早期人们对天花称呼不一，自南宋陈文中《小儿痘疹方论》起，习惯称"痘疹"或只称"痘"；明代的《仙传痘疹奇书》记载了小儿患天花后的出痘症状和治疗方药。

    根据医籍记载，中国的人痘接种技术大约起源于唐宋，早期主要在民间传播。《痘疹定论》记载宋仁宗时丞相王旦曾寻访四川的民间医生为幼子王素种痘，效果良好。而《医宗金鉴》则把这位四川医生附会为"峨眉山神人"。范行准考证后认为，人痘起源于宋代不足信，他主张人痘接种术起源于明隆庆年间（1567—1572年），主要证据为《痘科金镜赋集解》提到的"种痘法起于明隆庆年间，宁国府太平县（今安徽黄山），姓氏失考，得之异人丹传之家，由此蔓延天下"。据《种痘新书》作者张琰所言，其祖传的人痘接种术来自明万历年间痘疹名医聂尚恒。

    1742年，清政府制定了人痘接种术的官方规范，即《医宗金鉴·幼科种痘心法要旨》，其中记载了人痘接种的四种技术。痘衣法（以出痘小儿的衣服给健康小儿穿用）、痘浆法（用棉花蘸痘浆塞入儿童鼻孔内）两种技术，因为种苗不纯，风险较大，后被废弃。而旱苗法（将痘痂磨粉制成的种苗吹入鼻腔）和水苗法（痘痂研细用水调湿以棉花蘸染，塞入鼻孔内），则应用比较广泛。其中旱苗法因为接种者的不良反应较为强烈，逐渐被平稳有效的水苗法取代。

旱苗法、水苗法采用小儿种痘后逐渐痊愈的痘痂作为种苗，其最大的特点就是通过代代相传降低了人痘的毒性。因此，严选和驯化"种苗"成为人痘接种的关键所在。根据朱奕梁《种痘心法》的记载，取自天花患儿痘痂的"时苗"经过连续七次接种之后，就成为安全性很高的"熟苗"。而选炼过的"熟苗"保质期很长，"须贮新瓷瓶内，上以物密覆之，置于洁净之所，清凉之处。其所贮之苗，在春天者，一月之痂可种。冬令严寒，四五十日之痂尚可种"。通过恰当方式保存的熟苗，有效期可达月余。熟苗的市场价值很高，"须两三金，方得一支丹苗"。因此，虽然人痘技术在民间传承已久，但主要是经济条件优越的人家，才能承担种痘的费用。

人痘接种技术的推广与康熙有着密切的关系。满族人入关之前居住在寒冷的塞外，很少感染天花，大多都是没有染过痘疫的"生身"。京城本就是痘疫的高发区，因此入关后八旗满洲染上天花人数众多。清初主要采取"避痘"之法，即主动隔离的方法防备天花，对出痘的旗人进行隔离管理。顺治时规定凡出痘者，一律带往城外二十里居住。京城官员子女出痘者不入职，冬春之际痘疫高发时，顺治也不接见王公邦臣。尽管如此防备，顺治十八年正月，顺治"因病痘崩于养心殿"，年仅二十四岁。当时的四位皇子中，年纪最大的是福全八岁，其次玄烨七岁。为了避免天花影响继任皇帝的寿命，顺治接受了传教士汤若望的建议，最终出过天花的玄烨登上皇位，成为我们熟悉的清圣祖康熙皇帝，而没有出过天花的福全则与皇位失之交臂。康熙出生后被乳母抱到福佑寺中抚养，两岁时曾感染天花，他一生最大的遗憾就是因为避痘的制度，幼年未曾承欢于父母膝下。因此，即位后康熙决心推广人痘接种技术，从民间寻访种痘医生，在宫廷中开展种痘实验，并规定宫中皇子公主皆应种痘。在康熙时期朝廷的推广下，种痘术迅速得到普及。张琰《种痘新书》记载：一生种痘者"不下八九千人，屈指记之，所莫救者不过二三十耳。"由此可见，当时种痘已经有了很大的安全性。人痘接种术作为世界上最早的人工免疫方法，得到当时社会积极推崇和广泛认可，对抵御天花传播做出了巨大的贡献。

根据《癸巳存稿》的记载，中俄《尼布楚条约》（1689年）签订前后，俄政府遣留学生专门来华学习人痘接种术，这批学生回国后很快在俄国推广人痘接种，俄皇叶卡捷琳娜二世带头接种人痘。18世纪初，俄占领土耳其部分领土，加上中国丝绸之路通往土耳其，甚至还有中国种痘医生在土耳其开诊，因此土耳其人也很快学会了人痘接种术。

18世纪初，人痘接种技术传到了欧洲。1700年1月，英国人李斯特（Lister）自中国厦门写信给英国皇家学会，报告了中国的人痘接种术及其效果。同年英国人哈维斯在皇家学会作了介绍人痘接种术的报告。1713年，住在土耳其君士坦丁堡的意大利医生蒂蒙尼（Timoni）向英国伦敦的伍德瓦尔德（Woodward）写信，讲述了人痘接种术的情况。1714年，希腊医生皮拉瑞尼（Pylarini）在威尼斯发表了有关人痘接种术的文章，并在英国皇家学会上作了宣讲。其他人痘接种术的报告纷纷从中国、土耳其等地被送往英国。1716年，英国驻土耳其君士坦丁堡大使夫人蒙塔古（Montague）用人痘接种术给自己3岁的儿子接种了人痘，英国传教士医生德贞（Dudgen）曾就此事记述于《中西闻见录》，另一位传教士医生鲍尔（Ball）也在《中国风土事物记》中写道："说来奇怪，像其他许多事物一样，种痘术也是由中国传入西方的，这术约八百年前，中国宋朝已经应用。"1719年，蒙塔古返回英国，她将自己的所见所闻和亲身体验告诉了当时的公主、后来的英国女皇加里斯。1721年，英国天花大流行，英国皇家学会主持了评估人痘接种预防天花的效果及安全性的人体试验并获成功，于是推广全国，正式开始了欧洲的人痘接种活动。

俄国人将人痘接种术传至非洲，后来在贩运黑奴到美国的贸易中，美国人发现了人痘接种术的价值。1721年，美国波士顿流行天花，波尔·斯东医生为自己的儿子和两名奴隶种人痘。1777年底，华盛顿说服大陆会议，接近四万大陆军官兵全部接受了人痘接种，使得感染天花人数从17%降低至1%。

法国伏尔泰在《哲学通信·谈种痘》中，批评法国人没有及时引进人痘接种术："我听说一百多年来，中国人一直有这种习惯（种痘术）。这是被认为全世界最聪明最讲礼貌的一个民族的伟大先例和榜样。"这样的称赞，中国人痘接种术受之无愧。

另辟蹊径：牛痘接种术的发明

中国人发明的"人痘接种法"预防天花，在防止天花蔓延中起到了重要作用，但这种方法仍具有一定的危险性。

18世纪的英国，天花的流行让医学家爱德华·詹纳（Edward Jenner）深感无力。他注意到一个有趣的现象：在他的家乡有传说，得过牛痘的人不会再感染天花。这个发现使詹纳回想起自己在伦敦乔治医院的一次经历，一位农妇坚称自己因得过牛痘而不会患天花。这引发了詹纳的好奇，他通过观察发现，经常接触牛的人，如挤奶的妇女和牧童，确实很少感染天花。

为了验证这一猜想，1796年5月14日詹纳进行了一次冒险的试验。

在家乡伯克利，一位名叫尼尔美斯的挤奶姑娘感染了牛痘，詹纳决定用她身上的牛痘病毒来接种一名8岁的男孩菲鲁斯。詹纳小心翼翼地在菲鲁斯的手臂上划了一道小痕，然后将牛痘病毒涂抹上去。虽然初次接种后菲鲁斯出现了轻微不适，但很快他又恢复了活力。牛痘接种的危险性并不高，这在他的预料之中。为了尽量保证菲鲁斯的安全，他在两个月后又为这个男孩接种了一次牛痘，这一次负面反应很小。

接下来的试验十分险峻。詹纳取了天花患者的痘浆，涂抹在男孩的身上。令他惊喜的是，孩子一点不良反应都没有出现，精神状态好极了。詹纳为了进一步验证效果，在随后的几个月内又对菲鲁斯进行了两次接种，结果菲鲁斯均未感染天花。

詹纳的这一发现和试验引起了轰动,他随后撰写了《接种牛痘的原因和效果的调查》,并试图提交给英国皇家学会,但遭到保守派的反对和质疑,人们认为将动物的病毒用于人类是荒谬的。

尽管面临挑战,但詹纳并未气馁,于1798年自费出版了这本书,公开了他的研究成果。尽管一些教会人士和保守派污蔑詹纳"要受到神的惩罚",但因牛痘接种对天花预防的效果惊人,以及这种预防方法仅有轻微的副作用,在1800年,詹纳得到了英国皇家海军的支持。最终,英国议会于1802年和1806年先后两次奖励詹纳3万英镑,并推荐他为英国牛痘接种研究所第一任终身所长。詹纳的工作得到了国际认可,许多地方建立了詹纳纪念碑,或纪念雕像。

詹纳的工作标志着人类在对抗天花疾病方面的一大突破。牛痘接种法在全世界范围内拯救了无数生命,对公共卫生产生了深远的影响。詹纳的故事证明了科学探索和坚持真理的重要性,是医学史上的重要篇章。

普渡慈航:牛痘疫苗远征全球

詹纳发明牛痘疫苗后,西班牙也很快普及了牛痘接种。1800年,御医巴尔米斯(Balmis)建议西班牙国王派出一支医疗探险队环球航行,将牛痘接种术传播到西班牙在美洲和亚洲的殖民地。西班牙国王卡洛斯四世的女儿玛丽亚·特蕾莎(Maria Teresa)公主罹患天花,于1794年夭折,离世时还不到

4岁。因此，这位悲伤的父亲很快批准了巴尔米斯的计划。巴尔米斯得到国王的资助，很快招募到了足够的人手，唯一的问题是，如何在长途航行中保持牛痘疫苗的活性。以当时的技术，牛痘疫苗的保质期只有12天，远远等不及帆船横渡大西洋。经过仔细策划，他们决定采用"人链"的方式为疫苗"保鲜"。

1803年11月30日，世界上第一支为医学免疫而组建的探险队扬帆起航。消息很快传到英国，詹纳激动地写道："我很难想象，在以往的人类历史当中，还能找出另一个如此高尚、如此普惠的慈善榜样。"西班牙"皇家慈善疫苗远征队"共有32名乘客，队长是御医巴尔米斯，副队长是军医萨尔瓦尼（Salvany），还有2名医学助手、2名急救医生、3名护士，以及拉科鲁尼亚一所孤儿院的院长伊莎贝尔（Isabel），她也是团队中唯一的女性成员。

巴尔米斯传播疫苗的远征，虽然对于接受者来说必然是一种福祉，但其初衷并非纯粹为了慈善事业：西班牙殖民者在征服美洲的过程中，将天花带到了美洲，数千万原住民因感染天花而死，毫无疑问，这是一段不光彩的历史，象征着西班牙国家史上的永恒黑暗面。殖民地人的大量死亡也让西班牙认为"遭受了损失"，加之当时西班牙国王的小女儿、弟弟、弟媳都死于天花，王室非常重视天花的防治——种种因素叠加，方才促成了这一项后世传扬的大举动。就结果而言，这项运动的确为人类防治天花带来了极大助益，然而对于其起始，历史也不能忘记。

目光回到这支"远征队"。除了上述10名成年人，还有作为疫苗载体的22名男童，最大的9岁，最小的年仅3岁。这些男童除了伊莎贝尔的独生子——时年9岁的本尼托·韦莱兹（Benito Vélez），其余的孩子都是孤儿。天花的传染性极强，任何还活着的成年人都可能已经经历过这种疾病，而任何对天花有免疫力的人都不会因牛痘而起水泡，无法获得脓液以生成疫苗。儿童是唯一能够保持疫苗存活的群体，因此巴尔米斯招募了这些儿童来作为疫苗载体。当时的国王宣布，作为对这些孩子勇敢行为的补偿，王室将承担与这些孩子福利相关的所有费用，为他们提供教育和生活资金，直到他们能够养活自己。这种举措实际上并不符合现代的医学伦理，因为孤儿并不能对自己的身体负责，只能说在医疗技术远不发达的当时，很难要求医学伦理的完备。

在横跨大西洋的航行中，这些孤儿被分成两人一组依次接力传递疫苗，以确保在其中一人接种失败的情况下，还有另一人"作为备份"。当牛痘病毒在孩子体内发作，长出脓疱的时候，他们再以孩子身上的牛痘脓液作为疫苗，接种下一组的两个孩子……这个接力方案可以保证疫苗"活"在孩子身上抵达美洲。经过大约一个星期的航行，探险队抵达第一站，非洲的加纳利群岛，他们在这里停留了大约一个月，为散落在各个岛屿上的人们接种牛痘。1804年1月6日探险队再次启航，开始横渡大西洋，在2月9日抵达波多黎各的圣胡安。在圣胡安接种了1557个人后，启程前往南美洲大陆上的加拉加斯（今委内瑞拉首都）。5月8日靠港后，探险队分成两组，萨尔瓦尼带队向南边的哥伦比亚地区进发，直至1810年7月21日病死，共计为南美全境30余万人接种牛痘疫苗。1805年2月8日，巴尔米斯带领26名墨西哥孤儿"人链"启程横渡太平洋，4月15日顺利抵达马尼拉（今菲律宾首都）。葡萄牙的商人立即用船将疫苗运到了中国澳门。虽然菲律宾到中国澳门的航程很短，但为了确保天花疫苗的活性，船上同样带上了菲律宾当地的孤儿。就这样，牛痘疫苗被成功引入到了中国，时间是1805年5月底。在完成菲律宾当地接种工作后，巴尔米斯也来到中国澳门，并进入广州为20余人接种了牛痘。

保护痘苗的工作非常艰辛，这支"远征队"由几个成年人带着一群孩子，毅然离开熟悉的家园远航。他们付出了惊人的努力，许多成员甚至付出了生命的代价，最后才将活牛痘疫苗和牛痘接种技术带到了全球各大陆。船队唯一的女性成员伊莎贝尔，为了这项人类史无前例的创举牺牲了自己9岁的独生子。副队长萨尔瓦尼，为了将牛痘疫苗接种技术传播到更远的地方，将34岁的生命永久留在了南美洲。他们的牺牲和付出，最终使接种牛痘疫苗预防天花的技术广为人知，奠定了人类消灭天花的重要基石。

疫苗回传：牛痘传入中国

詹纳发明的牛痘疫苗，乘坐着西班牙的船队从欧洲走向了全球，在1805年传回了中国。在此之前，牛痘疫苗进入中国有过两次不成功的努力。1802年，俄罗斯曾试图将牛痘疫苗经由西伯利亚传到远东地区，但计划止步于西伯利亚。同一时期，英国的印度总督打算将这项人类的福祉进一步传播到亚洲、非洲和大洋洲。1803 年 8 月，孟买总督庞贝将一批牛痘疫苗发往中国澳门的东印度公司。但不幸的是这批疫苗在长途过海运程中失效，让牛痘传入中国的努力再度功亏一篑。一直到1805 年，英国医生皮尔逊（Pearson）才成功将牛痘接种法带至中国推广。

皮尔逊是澳门东印度公司的高级医生，他在《英吉利国新出种痘奇书》中写道："1805 年春，有澳商葡人许威氏（Pedro Hewitt），由马尼拉带来活牛痘苗。"得到了葡萄牙商人带来的牛痘疫苗后，皮尔逊为了推广牛痘接种，在中国澳门设立了免费接种点，为当地百姓接种天花疫苗，并写下《英吉利国新出种痘奇书》介绍牛痘接种的过程、特性、方法、器具等。这本书由斯当东（Staunton）翻译成中文，十三行会隆行商人郑崇谦协助刊行，作为第一本用中文向中国人介绍牛痘接种术的图书在广东出版。这位斯当东在中国近代史上颇有影响，他 12岁就曾作为副使的儿子跟随 1792 年马嘎尔尼使团来华，并且自称得到了乾隆皇帝的接见和赏赐。虽然学者认为乾隆接见小斯当东的记叙纯属虚构，但使团绘制的觐见乾隆图在欧洲风靡

《英吉利国新出种痘奇书》书影

一时。嘉庆年间，长大后的斯当东作为副使参加阿美士德使团再次来华。1817 年后，他返回英国南汉普顿，成为下院议员。1840 年 4 月 7 日，英国下议院对林则徐硝烟进行了一番激烈讨论，争议焦点是要不要向中国派遣远征军。斯当东发

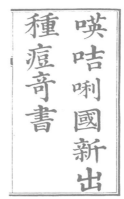
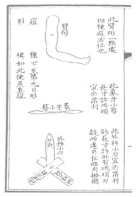

表演讲后，主战派赢得投票，促使英国对华发动鸦片战争，因此这位斯当东被称为开启鸦片战争的罪人。

皮尔逊推广免费牛痘接种深受中国澳门百姓的欢迎。当时广东正有天花疫情，郑崇谦还招募了一批中国人向皮尔逊学习种痘术，包括梁辉、张尧、谭国等人，其中最出色的是广东南海（今佛山）人邱熺。邱熺（1774—1851）科场失意后，到中国澳门谋生，被英国东印度公司聘为买办，听说皮尔逊推广牛痘疫苗，正好自己未出天花，便报名尝试牛痘接种术。成功后，他亲身示范，努力消除社会上关于接种牛痘的种种谣言，积极动员亲友进行接种。当时广州十三行商人伍秉鉴、潘有度、卢观恒等捐献了数千两白银，在南海县境的广州洋行会馆设立种痘局。邱熺和谭国两位痘师负责种痘，"夏月以八日为一期，春秋冬三季以九日为一期，周而复始，来种者风雨勿改"。邱熺还给来接种的儿童设置"果金"奖励，鼓励小儿接种后让种痘师采集浆苗，从而保证痘苗不断供。

在做了近十余年的牛痘接种工作后，邱熺于嘉庆二十二年（1817年）撰成《引痘略》，用中医理论诠释牛痘接种的原理，大力推行牛痘接种法。在对天花疫苗（牛痘）原理的描述上，邱熺认为牛痘之所以有效，是因为牛在五行中属土畜，可以将毒从同属土的脾脏中引出。而牛痘接种的上臂部位，被邱熺定位为手少阳三焦经的消泺、清冷渊两个穴位。另外，关于接种后的照护，邱熺也同样引入了中药。因此，比起直接翻译而成的《英吉利国新出种痘奇书》，邱熺的《引痘略》更受欢迎，多次再版。据《岭南医籍考》查证，现留存于全国各地图书馆的中文版本有53个。在邱熺的《引痘略》一书出版的五年后，也就是道光二年（1822年），天花疫苗从广东传到了湖南。在接下来的几十年时间里，全国各地都先后设立了种痘局等机构，为百姓进行天花疫苗的接种。

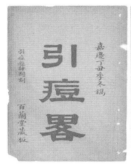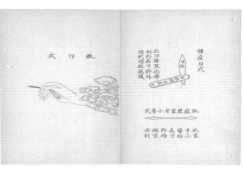

《引痘略》封面及内文图例

　　就这样，在多方努力推动下，牛痘术和珍贵的牛痘种苗历经艰险，漂洋过海，回到了人痘术的故乡，为抵御天花做出了重要的贡献。

举世瞩目：天花在全球被消灭

　　科学史学者和微生物学家公认牛痘是第一种疫苗。牛痘一词，在拉丁文为"variola vaccina"，就是詹纳最初使用的说法，其中vacca即指"牛"。如今疫苗的英文单词"vaccine"就是取其部分，类化而来。

　　但疫苗的创造与世界范围内天花的消减甚至消灭之间，仍存在诸多障碍。

　　牛痘制成的天花疫苗，需要让病毒在牛犊体内多次传播予以减毒，分期分批进行缓慢地生产，在供应和质量检测上就是第一个问题。生产出的疫苗如何运送也是让人苦恼的事。这两点都涉及牛痘疫苗的改良问题。詹纳的思路是，既然能够选取出少量的、培育出来的减毒疫苗，那么能否从人体取材，让接种了牛痘疫苗的人去主动感染其他人呢？很可惜，这种尝试失败了。牛痘在人体之间传播，会导致其本就微弱的激活免疫的功效迅速退化至无，如果接种牛痘的人没有感染，那么也就相当于牛痘并未起效。更何况实践中还有另一层障碍，提取感染牛痘的人的组织液时，如果来源个体本身有其他疾病，就可能把这些疾病传染给他人。错误的实践进行了约有五十年的时间，可见当时实验的艰难，也说明牛痘最初推广的力度的确不足。

1842 年，内奥利（Neori）发现，将牛痘的材料接种到小牛的乳房上，进而将这种带有牛痘成分的牛奶等材料制成疫苗，可以成批、大量地生产出减毒有效的疫苗。一头牛能提供的材料足够十万人之需，这就初步解决了疫苗供应的问题。但这种疫苗受限于保存方式，仍不能远距离运输。1919 年，冷冻真空干燥技术出现，推动了干燥牛痘苗的诞生。有了这种保存方式，牛痘疫苗的运输问题才真正得以解决，全球供给不再遥不可及。

人痘接种的方式广为人知，在世界范围内被接受和应用，此时新兴的牛痘接种治疗，在区域间进行推广，自然不免引起人们的担忧。自牛痘传入中国，其在民众心中就有多种面貌，信任尝试者有之，恐惧怀疑者有之，轻视侥幸者有之，反对保守者亦有之。但疗效会慢慢说服人们，抚平恐惧。世界卫生组织自 1946 年成立以来就主张在全世界范围内防治天花，1958

年更是提出要开展"消灭天花的行动",于是国际上的主流态度也慢慢变成了同仇敌忾。

1950年10月7日,中央人民政府政务院颁发了周恩来总理签字的《关于发动秋季种痘运动的指示》,要求全国普遍种痘,全民免费接种,并要求3至5年实现全民普种。1951年,中央人民政府卫生部生物制品研究所会议决定统一使用中国'天坛株'毒种生产天花疫苗。到了1961年,最后一例天花患者痊愈,正式宣告天花在中国消亡。

从下而上,又由上而下,疫苗的迅速推广使得天花在各国的病案数急剧下降,到1970年前后,绝大多数国家每年的天花病例都从原本的千人万人下降到了10人以内。世界卫生组织为促进天花的真正消除,激励各国在扫尾阶段加强病例监测统计,甚至宣布报告天花病例者可予奖金上千美元。

天花被消灭之前,除了全方位排查患病者,还有另一件事在同步进行,那就是判断天花是否仅为人类的感染病。好在这一点最终得到了确认,天花消灭只待证明无人感染即可!

正当医疗从业者们翘首盼望"天花消灭"的消息时,在詹纳医师的故乡,英国的伯明翰大学医学院微生物学系的实验室里却发生了一例天花的实验室感染。染病的是到该实验室摄影的女摄影师,感染得到了该实验室负责人贝特孙(Bedson)教授的确认。最后,该病人不治身死,还累及她的母亲感染天花。一时舆论场沸沸扬扬,贝特孙教授引咎自杀。英国著名的《自然》杂志于1979年1月11日发表了几篇文章,忿忿不平地论述了这一事件。这个实验室不久也关闭了,不再从事天花病毒的研究。

而在此之前，1973年英国伦敦卫生和热带病医学院也发生过天花的实验室感染事件。这是在全世界消灭自然感染的天花之后，再度出现实验室感染——人们对于从事天花病毒研究的实验室表示了高度关切。

有人提出销毁世界上一切天花病毒，认为既然全世界已经消灭了天花，研究和保存天花就没有了任何意义。然而事实绝不可能是如此简单的。消灭天花为的是让人类不受患病之苦，而研究天花，则是为了解开更深层次的人类患病之谜。面对痛苦和危险的方式永远是直面和控制它，如果人类真的把自己手上的最后一点实际资料消灭殆尽，而自然界又发展出类似的事物，我们应该怎么办呢？若有别有用心之人企图以此威胁人类，我们应该怎么办？

所以，夸大实验室保留毒株的问题是完全无益的：究其根本，人类还远未了解自然。既然未曾彻底了解何以生发，又怎能妄自尊大地消除一切证据？所以在特殊的实验室妥善保留天花病毒是必要的。

第五章　众志成城防鼠疫

如果遇到瘟疫猛烈、求治无门的情况——正如人们在中世纪遭遇黑死病那样，"防"便成为比"治"更加紧要的事。威尼斯传下来的四十天隔离法、北意大利应用的封控、悉尼市号召的捕鼠行动、中国人发明的伍氏口罩等，都是防病的奇思妙招。防疫抗疫，从来都不是某几位布道者、管理者或医者就能做到的事，只有万众一心，才能令"健康之墙"固若金汤。

闻之色变：令人发黑的死神

"黑死病"的恶名，随着鼠疫的数度流行、西方近代化进程和殖民活动传至全球。这是一种由鼠疫耶尔森菌（Yersinia pestis）引发的人畜共患恶性传染病，主要有腺鼠疫、肺鼠疫、败血症型鼠疫三个临床分型（其中，罹患败血症型鼠疫的病人常高热至39摄氏度以上，因皮肤黏膜下有出血点及瘀斑而肢体发黑，造就了"黑死病"这一骇人的称呼）。若按菌种代谢类别，则分为古典型、中世纪型和东方型。在人类历史上，淋巴腺鼠疫是杀戮最多的"死神"，它引发的死亡人数占全部鼠疫死亡病例的六成左右。这类病人被带菌的跳蚤叮咬，不仅会产生高热症状，还会产生"特有的肿胀"——在腹股沟产生淋巴结炎，或在腋窝、颈部等处发生"腹股沟淋巴结炎性的淋巴结炎"。

淋巴腺鼠疫常常在动物中传播，并不只针对人类，这削弱了人群对它的免疫力。人鼠传播前常有鼠间鼠疫，然后人被鼠蚤叮咬后感染。《剑桥医学史》作者、被誉为"那一代中最伟大的医史学家"的罗伊·波特（Roy Porter）认为人类是因鼠蚤叮咬而感染鼠疫的。鼠蚤在其原宿主(老鼠)死亡后，如暂时没有栖身于下一只老鼠，可能将人作为宿主。

尽管是"勉为其难的光顾"，这个"死神"挥动镰刀时可是毫不留情。在加缪（Camus）所著的《鼠疫》中，里厄大夫的病人老米歇尔在城内出现成堆死鼠后不久即感到"颈部、腋下和腹股沟疼得钻心"，"脖子底部……已经形成了一种木头结节似的东西"。这时他尚能勉强走动。但是不出半日，便"半个身子伏在床外，一只手捂着肚子，另一只手围在脖子上"。里厄大夫细看时，发现"他正掏心挖肺似地朝脏物桶里呕吐浅红色的胆汁"。这时，老米歇尔的"体温已达到39.5摄氏度，

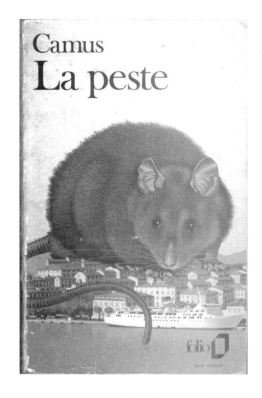

加缪《鼠疫》封面

脖颈上的淋巴结和四肢肿大，肋部有两个浅黑色的斑点正在扩大"。他的病情迅速恶化，到了第二天就不幸死亡了。

里厄医生的邻居——一位年老的哮喘病人"一边用手使劲压着腹股沟，一边在说胡话的当间儿呕吐"，他的淋巴结在流脓，"不一会儿便溃烂得像只烂水果"。切开流脓只是治标不治本的无奈之举，大多数情况下，里厄的"病人都是在可怕的臭气中死去的"。在那之后，里厄医生每天都会遇到许多不治而死的病人和恐慌悲恸的家属。他浸泡在死亡的臭气中，几乎已经麻木。这几段文学描写是与实情相符的。世界卫生组织指出，"感染鼠疫的人通常在1—7天潜伏期后，出现急性发烧以

及其他非特异性全身症状，例如突然发烧、寒战、头痛和身体疼痛、虚弱、呕吐和恶心"，与文中描述相符。

淋巴结鼠疫已然可怖，肺鼠疫却拥有比它更加锋利、更加嗜血的"死神镰刀"。这种鼠疫不需借助老鼠和跳蚤，而是能随空气在人群之中传播。病人有高热寒战、胸痛咯血的症状，多因呼吸困难、心力衰竭而亡。病人的全身中毒症状和中枢神经系统症状明显（全身不适、呕吐、腹泻、意识障碍、谵妄、昏迷等），病死率高。肺鼠疫还可通过细菌气溶胶传播，因此鼠疫耶尔森菌会被用作令人闻风丧胆的生化武器。

"瘟疫肆虐的雅典，连鸟儿都弃它而飞；中国的许多城市满街躺着默默等死的病人；马赛的苦役犯们把还在流脓血的尸体放进洞穴里；在普罗旺斯，人们筑墙以抵御鼠疫的狂飙；还有雅法和它那些令人厌恶的乞丐、君士坦丁堡医院里硬土地上潮湿霉臭的病床用钩子拖出去的一个个病人、黑死病肆虐时期戴上面罩显得滑稽的医生们、堆放在米兰的一片片墓地里的还活着的人、惊恐万状的伦敦城里那些运死人的大车，还有日日夜夜到处都能听见的人们无休无止的呼号。"这是加缪对鼠疫肆虐之景的描述。《鼠疫》虽是文学作品，但其中的种种描述都与现实高度相符。

涂炭生灵：大流行、天罚与人本主义

有关鼠疫在人间肆虐的暴行，相信读者们已能够从前面的章节中了解一二。公元前5世纪的雅典、公元6世纪的罗马帝国、公元14世纪的欧洲大陆（亦包括亚洲和非洲的部分地区）等地的人们均受到鼠疫等发热疾病的残害。疫病严峻，以至于百姓为之丧命，军队为之灭亡，政权为之隔落，甚或国家为之倾覆。鼠疫等热病所影响的远不止于身体，人类的精神与意志也在这地狱般的瘟疫中煎熬。

中世纪那场欧洲鼠疫大流行之时，人们备受痛苦，却无法找到治愈之法，只得求助于神灵。可惜的是，不管希冀多么美好，这场始于14世纪的欧洲鼠疫大流行并未如信徒们所愿的那般迅速退去。相反，它的持续时间比查士丁尼时代的那场流行更久，直到1800年方才消停。在成堆的尸体面前，不少人陷入疯狂。

信奉神明的人们不仅没有终止浩劫，鼠疫反而借助教徒们的聚集祷告而传播得更加迅速。最终，死亡带来的颤栗与绝望撼动了人们对神的信仰。医生、君主、巫师、神父也不再如黑死病来临前那般受人崇敬和信任。除了医生，不少社会学、历史学和宗教学的学者也密切关注着这场浩劫对人类社会的深远影响。一个最为主流的观点是，这场瘟疫唤起了西方社会的人本主义精神，并推动了宗教改革、文艺复兴、资本主义革命等一系列欧洲近代化运动的产生和发展。"我不想变成上帝，或者居在永恒中……属于人的那种光荣对我就够了。这是我祈求的一切，我自己是凡人，我只要求凡人的幸福。"文艺复兴时期意大利的"人文主义之父"彼特拉克（Petrarca）如是说。

在加缪的《鼠疫》中，几乎麻木的里厄医生被一个孩童的死亡所触动。他使用了卫生防疫组织提供的血清，之后目睹了这个小小的"试验品"从濒死到挣扎再到完全死去的全过程。看着幼小稚嫩、尚未发育完全的躯体在病痛中挣扎扭曲，里厄感到"他同受尽折磨的孩子合为一体了……然而他们两颗心的跳动仅仅结合了一刹那就不合拍了"。正是在这地狱般的煎熬中，他开始摆脱神父"天罚"之说的束缚，转而思考自己行医的意义。他明白了现世中医者应当具备的信条——"健康至上"。

柳暗花明：欧洲预防保健知识的发展

在黑死病的冲击下，人们开始不再一味乞求神的慈悲。在1350年至1500年间，有关鼠疫病因及防治方法的论著多达281种。政府和学界开始偏向于利用普及预防保健知识来控制疫情。在14世纪中期的那场大瘟疫中，出现了一大批面向公众的保健手册。耶鲁大学的学者法布瑞（Fabbri）从1348年至1599年间发布的152份保健手册中梳理了鼠疫的病因，发现当时学界普遍认为"腐坏的空气"、缺乏体育锻炼、身体代谢不良和心情抑郁不畅是"特殊""临近"的病因。因此，适度锻炼、关注代谢和保持愉悦被认为有利于抵御鼠疫；若要治疗，可以采用放血、药物和注意饮食（类似食疗）的方法。而最为重要的，是要远离疫区，"远离腌臜之地"。

隔离成为防疫的重要措施。有关鼠疫病因的知识激发了"社会的保障"，即卫生立法、隔离、驱逐等防疫措施的实施。学界曾探讨过黑死病对意大利周边城市防疫制度建立的推动作用。据巴克尔、薄伽丘等人的记载，格洛斯特、威尼斯、卢卡、卡塔尼亚和皮斯托亚等城市都在瘟疫流行时有过封城之举，威尼斯城则要求"病人被置于城外特定的地方隔离，并且所有知晓病例的人都需要报告"，米兰甚至有封死病人居所、任其自生自灭之说。

要控制"腐坏之气"，隔离之外，还需清洁。英国、法国、意大利各地都在施行防疫新法，旨在维持街道卫生，禁止居民"向河中丢弃粪便、用公共喷泉清洗患病猫狗、丢弃屠宰后的残渣碎肉"等行为。教堂等地常特辟出一块名为"上帝之地"的公共墓地。墓穴里尸体层层叠放，阿维尼翁城的一个墓穴中填埋的因鼠疫而亡的尸体超过万数。上述防疫举措在14世纪中期之后依然延续下来，而且逐步完善。防控输入性病例的方法不再是简单的关闭城门，而是发展成为一系列检疫、驱逐、隔离的程序。

有一种说法是，"第一个公共卫生机构"出现在佛罗伦萨。这是一个由八个"最贤明和有声望的市民"组成的防疫应急委员会。威尼斯、皮斯托亚等意大利北部城市均有类似团体出现。他们听取医学专业人士的防疫保健意见，并形成相应的共识与政策。但是，西欧总体上并未出现完备有效的公共卫生制度。当时，西欧地区农业产量不稳定，常有"三年一缺、十年一荒"的情况。不少城市的粮食必须依赖进口，完全封城并不现实。佛罗伦萨甚至不能从其周围的村镇获得足够的粮食，还要有求于更远的地区。皮斯托亚曾经"限制人类来往疫区"的规定，不出一月便被废除，这些城市的死亡率也并未降低，甚至有学者称佛罗伦萨城的死亡率达到60%。

不仅西欧当时的生产力达不到封控条件，而且政治体制和社会习俗也成为疫情防控的阻碍。除意大利北部地区外，其他城市在14世纪中叶都还没有形成共和制度，没有产生类似防疫应急委员会的应急卫生决策团体。许多法国城市在同时期亦为鼠疫灾区，但直到百年战争（1337—1453）结束后，部分城市的管理者才将鼠疫等流行病防治工作纳入市政管理职责。1455年，法国沙隆城的市政记录里出现了有关瘟疫的记载。这场瘟疫持续了3年。1466年，该城下令禁止来自洛林（Lorraine）和巴鲁瓦（Barrois）的人进城，次年下令关闭部分学校、澡堂，限制礼拜等聚集性活动。到了16、17世纪，很多城市会颁布法令禁止居民外逃。为了保证城内官员们恪尽职守，坚守城池，亨利四世甚至特许巴黎官职可以世袭。可惜世袭制的诱惑抵御不住瘟疫的压迫。1628年里昂暴发瘟疫，"三月有余，法庭的主职官员们都逃离了城市，但凡条件好一点的商人和居民也都逃走了，城里只剩下穷人"。

兵来将挡：抗疫的公共卫生制度

鼠疫等传染病盘踞西欧地区两个多世纪。欧洲社会已经积累了一定的预防保健经验，并有意识、有组织地施行简单的防疫措施，但经济、政治、社会等诸多因素使得防疫效果大打折扣。这也进一步证实，流行病防治理念与公共卫生治理紧密相关。城市治理者如不能保证社会秩序，就无法有效抗疫。如果疫情蔓延导致民众四散奔逃、尸横遍地，甚至官员弃城，那么社会将更加混乱无序。为避免陷入这种恶性循环，保障公共卫生安全成为了市政管理者不能推卸的职责。

当时的市政当局采取了"专事专办"的应对之策。一方面，不少管理者着手建立防疫专门机构。中世纪时，主要是修道院和教堂建立隔离所，用以隔离麻风病人。"主宫医院"是由宗教团体经营，为穷人和病人提供食物的慈善机构，最初并不以治疗为目的，只有救济、收容之用。在中世纪晚期时，市政当局逐渐接手"主宫医院"的管理工作。持续一到五年不等的鼠疫反复发生，在法国几乎没有中断过，病人数量常超过主宫医院的收容能力。因此，市政府开始筹建鼠疫医院及专门的隔离所。

意大利首先建立鼠疫病院，隔离病院的机构规划在15世纪70年代与40天隔离制（quarantine）一同被引入法国。1474年，里昂市政参事及其妻子出资建立鼠疫病院；1515年、1544年又建起两座医院。接着在1476年，马赛改建麻风病医院作

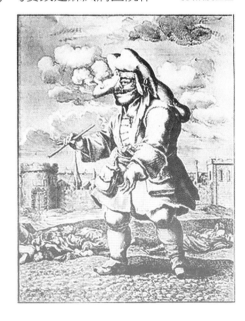

马赛鼠疫医生

为鼠疫病院使用。16世纪，波尔多、蒙彼利埃、图卢兹、特鲁瓦、普瓦蒂埃、兰斯、第戎、亚眠等城市相继建起鼠疫病院。此外，在里昂、图卢兹等地，用废弃农场、磨坊、棚屋等作为临时隔离所的做法也十分普遍。

抗疫还要依靠"专人专责"，于是出现了专职医师和专职卫生官员。自13世纪到15世纪晚期，法国医师的数量翻了两番，马赛城的医师比例达到每1000人有4.8名。

1443年，沙隆市政委员会开始聘请医师照看城中的低收入病人。1457年，昂热市政当局委任外科医生进行尸检，并给出预防对策。1484年，沙隆市出现垃圾车，由政府雇佣专人驾驶收集居民垃圾（同时也会向居民收取低廉费用）。1515年，图卢兹设临时性卫生官员，专管疫情期间的清洁保健工作。该官职在17世纪初成为市政当局常设职位。1577年，里昂市设立公共健康署，其主要成员包括4名贵族和8名医师。从16世纪80年代开始，里昂市出现了"四户长"和"十户长"作为公共健康署和居民的中间人。他们由居民推举而成，负责定期巡视街区、记录并汇报居民患病情况。

1720—1722年，法国南部地区暴发了近代早期最后一次大规模鼠疫。之后，鼠疫流行在欧洲趋于平缓，但并非销声匿迹，而是找到了新的受害者。15世纪末，意大利探险家、航海家哥伦布（Columbus）出海并发现美洲大陆。有说法认为，是欧洲殖民者将鼠疫带到了美洲。1855年中国北部暴发鼠疫，1894年传至中国香港。1896年印度受灾。1900年1月，澳大利亚出现了第一个腺鼠疫病例。

根据澳大利亚国家博物馆的官方记载，澳大利亚政府与医学人士合作抗疫，有效地控制了鼠疫的疫情。1900年3月7日的《悉尼先驱晨报》（*The Sydney Morning Herald*）报道："我们的排水系统十分优越，市政卫生部门亦称得上组织有序……若说腺鼠疫促进了悉尼市政委员会在市政卫生方面的进展，那么它就还算是做了一件好事。"澳大利亚的"零号病人"是中央码头的运货工，被商船上携带的病鼠感染。不到1个月，死亡病例就超过30个。

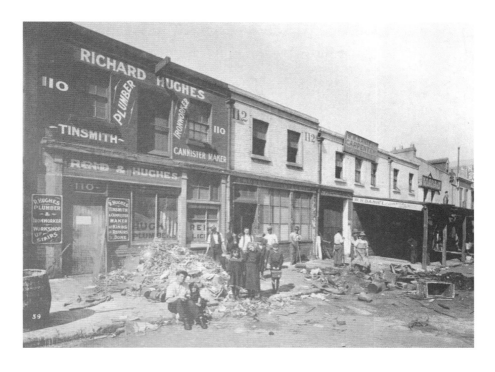

　　澳大利亚政府主要采取了三种抗疫办法。一是将感染者
及潜在感染者送往北部隔离站，这也是最先实施的一种做法。
1900 年的前 9 个月，悉尼当局共隔离了 1759 名居民，其中 263
名为确诊病例。隔离期限原定 10 天，但事实上仅有 5 天。二是
深度清洁，甚至损毁某些感染严重的街区和码头。1900 年 2 月，
当局组建鼠疫防治部，让其负责街区清洁工作。当时使用的清
洁剂是石碳酸和漂白液——但仅针对屋舍，粪便、床褥、垃圾
等均直接被焚烧。三是自 3 月起实施除鼠行动，捕获后的老鼠
送到街上的焚化炉。每只奖励 2 便士。当局除鼠 108000 余只，
民间毒药除鼠量只多不少。澳洲鼠疫大约持续至 1910 年，但
据官方数据，仅有 1371 名确诊病例，535 名死亡病例（1894 年，

中国香港鼠疫造成超过 10 万人死亡）。这有力地说明了公共卫生部门的重要作用及现代城市卫生规划的必要性。

鼎故革新：19—20 世纪的中国战疫

"父亲埋葬了孩子，妻子埋葬了丈夫，兄弟姐妹一个接着一个地死去。空气中弥漫着死亡的味道，仿佛只要吸一口气，或者瞥一眼，就会染上瘟疫而身亡，而他们确实就这样死去了。即便是花钱雇人或者出于友情援助，也没有人愿意帮忙掩埋尸体。于是，家人只能将死去的亲人扔进沟渠里，没有牧师，也没有祷告词……许多大深坑被挖了出来，成千上万的死者被堆埋其中。每天都有数百人不断死去，不分昼夜……一旦这些大坑被填满，更多的大坑就会被挖出来……而我……亲手埋葬了我的五个孩子。还有一些死者，由于掩埋得不够深，被恶狗拖了出来，它们饱餐一顿之后，满城留下的都是尸体的残骸。没有人为死者而哭泣，因为所有的人都在等待死亡。死亡人数如此之多，让人们绝望地以为世界末日已经来临。"这是意大利编年史作家阿尼奥洛·迪·图拉（Agnolo di Tura）于 1348留下的黑死病"画像"。这一幅人间惨剧不只发生在西方世界，亦是中国人民的沉重记忆。

继查士丁尼鼠疫、欧洲黑死病之后，鼠疫的第三次大流行发生在亚洲。18 世纪晚期，云南省暴发了腺鼠疫。清朝诗人师道南（1765—1792）所作的《死鼠行》，讲述了当时的滇南鼠疫惨状：

> 东死鼠，西死鼠，人见死鼠如见虎。
>
> 鼠死不几日，人死如拆堵。
>
> 昼死人，莫问数，日色惨淡愁云护。
>
> 三人行，未十步，忽死两人横截路。
>
> 夜死人，不敢哭，疫鬼吐气灯摇绿。
>
> 须臾风起灯忽无，人鬼尸棺暗同屋。
>
> 乌啼不断，犬泣时闻。
>
> 人含鬼色，鬼夺人神。
>
> 白日逢人多是鬼，黄昏遇鬼反疑人。
>
> 人死满地人烟倒，人骨渐被风吹老。
>
> 田禾无人收，官租向谁考？
>
> 我欲骑天龙，上天府，呼天公，乞天母，
>
> 洒天浆，散天乳，酥透九原千丈土，
>
> 地下人人都活归，黄泉化作回春雨。

　　最初，瘟疫只在边陲，至1830年逐渐传入云南省中部，19世纪中叶向东传至广东。1890年珠三角地区受到疫病侵袭，此后又向北蔓延至浙江、上海等地。1910年，中国东北地区暴发肺鼠疫。9月，7名华工暴毙在俄国境内达乌里亚的一个窝棚里。俄国当局烧毁棚屋，驱逐其他华工出境。两名从俄罗斯回国的华工蜗居在中国边陲小镇满洲里的一家小旅馆内。10月底，二人发病死亡。之后一周内，满洲里死亡人数达到64人。传染仍在悄然进行：11月初两名自满洲里到哈尔滨客居的

旱獭猎人出现高热、胸痛、咯血等症，旋即暴毙，死者全身发紫。随后，瘟疫在哈尔滨蔓延，将呼兰府、宽城子、长春、奉天等地卷入其中。

当时，清政权内忧外患，风雨飘摇。日俄两方迅速派出军警，妄借抗疫之名，再欺中国主权。如此重压之下，医生伍连德临危受命。1910年12月18日晚，在收到外务部施肇基的紧急电报后，伍连德立即带着一名助手连夜赶往疫区。他首先对这一神秘、可怕的肺部瘟疫进行了流行病学调查。凭借独到的观察所得和严谨的尸检结果，他反驳了日方学者"老鼠是满洲里疫源"的论断，判断出这次疫病在人群间以空气和飞沫传播，并与近年被大量捕猎与交易的草原啮齿类动物——旱獭密切相关。伍连德到达哈尔滨傅家甸调查鼠疫不出6日，即作出9条建议，不仅对瘟疫病症、传播方式阐述清晰，还提出了交通管制、巡视监察、隔离病患、招募医生、建立医院等切实有效的防疫措施。

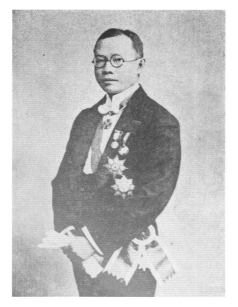

伍连德

初到东北，伍连德人微言轻，提出的疫病见解并不受重视。俄国铁路医院院长哈夫金自诩接种过"新型鼠疫灭活疫苗"，甚至强行要求伍连德不戴口罩为病人诊治。就算少数防疫工作者勉强佩戴口罩，也不过是以围巾掩面，或露鼻曝嘴。法国医生梅聂因为曾主持唐山地区的防疫工作，更显自信。他只佩戴帽子手套，便到俄国铁路医院看护病人，第3日就开始发热头痛。又3日，竟横死当场。梅聂之死震动了学界，印证了口鼻防护的重要性。为规范佩戴，伍连德用纱布包住消毒药棉，层层围裹，

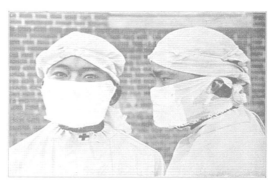

伍氏口罩戴法

尺寸约15厘米×7.5厘米，又借助显微镜反复确认药棉的最佳厚度。药棉两端留下长长的纱布尾带，可以系在脑后。这便是"伍氏口罩"。防疫工作者和鼠疫住院病人均被要求佩戴这种口罩。不久，"伍氏口罩"在奉天城内推广。

1911年初，吉林巡抚陈昭常到达哈尔滨，废止了创立不足两月、行事效率低下的防疫会，组建防疫局，任命伍连德为总医官，令其全权负责防疫事宜。伍连德提出的几条防疫建议得以施行。他招募了千余名警卫，封锁疫区外围，严禁人员随意出入；将傅家甸划分为四个疫区进行巡检消毒，每个疫区分派正医官1名，助手2名，卫生勤务18名，警察26名；向俄国铁路局借120节货车车厢，作为接收鼠疫病患的隔离医院；接管法国教堂，禁止聚集活动；为阻断瘟疫蔓延，破除丧葬旧俗，组织了我国有史以来首次大规模对疫尸的集中焚化。焚尸过后，鼠疫病死人数逐日下降，至3月1日清零。这场浩劫至此宣告结束。同年4月，伍连德筹办"万国鼠疫大会"，世界各国医家学者前往奉天，聆听中国的抗疫故事。

1911年7月，伍连德组织中俄科学考察队赴西伯利亚草原和蒙古等地区考察旱獭课题，最终确定旱獭为那场导致6万人

死亡的烈性传染性肺病的疫源宿主。

余毒未消：当代鼠疫预防及治疗

　　鼠疫病原体的分离和鉴定发生在19世纪末的中国香港鼠疫期间。1894年，法国流行病学家亚历山大·耶尔森（Alexander Yersin）分离出鼠疫杆菌。同年，日本微生物学家北里柴三郎（Kitasato Shibasaburo）也分离出同一菌种。1896年，另一位法国流行病学家保罗-路易斯·西蒙德（Paul-Louis Simond）发现腺鼠疫通过鼠蚤在人鼠之间传播。之后，新南威尔士健康委员会主席约翰·汤普森（John Thompson）从死老鼠身上发现了携带耶尔森氏菌的鼠蚤，证实了西蒙德的观点。

　　鼠疫杆菌的定名、定种经历了一番波折。北里柴三郎最初发现鼠疫杆菌时，将其命名为鼠疫巴斯德菌。1923年，鼠疫杆菌被《伯杰鉴定细菌学手册》纳入巴斯德菌属。但到了1940年，鼠疫杆菌和假结核分枝杆菌被划入耶尔森菌属，不再以"巴斯德"命名。又过了30年，国际细菌命名委员会分委会将原归于巴斯德菌属的菌种分列为三个菌属：巴斯德菌属（如巴斯德发现的禽类霍乱病原菌——出血败血性巴斯德菌）、弗朗西斯菌属（如常寄生于兔子的土弗朗西斯菌）和耶尔森菌属（包括鼠疫耶尔森菌和假结核耶尔森菌）。1980年，鼠疫杆菌的各种生化特性得到充分研究，学界认定鼠疫杆菌为假结核分枝杆菌亚种，称之为假结核耶尔森菌鼠疫亚种。虽然这种划分在学术上是严谨的，但就"观感"而言，实在有些勉强——假结核耶尔森菌引起小肠结肠炎，而鼠疫杆菌常是世纪大瘟疫的罪魁祸首。鉴于鼠疫的极大危害性，鼠疫耶尔森菌这一"威名"得以保留。

千百年来鼠疫波及甚广。除大洋洲以外的所有大陆均出现过该病。多地留下了它的"足迹"——黑死病纪念柱（Plague Column）。维也纳、匈牙利、德国、法国、波兰、挪威、罗马尼亚等国均建有纪念性标志物。浙江宁波亦有一座高逾8米

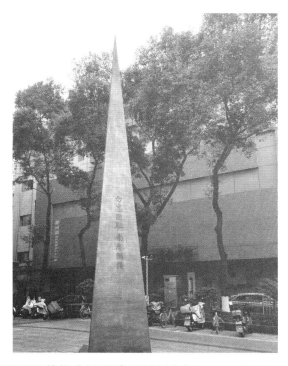

宁波鼠疫
纪念碑

的"鼠疫纪念碑"——"侵华日军细菌战宁波鼠疫区遗址"纪念碑。不过这场"鼠疫"并非天灾，而是人祸，由1940年侵华日军向宁波市区空投了携带鼠疫杆菌的鼠蚤和面粉等物所致。

1990年之后，鼠疫在非洲、南美洲等地"落脚"。刚果民主共和国、马达加斯加和秘鲁是鼠疫流行最广的三个国家，其中马达加斯加每年9月至次年4月都有腺鼠疫病例报道。鼠疫确诊主要依靠对脓液、唾液等物的实验室检查，世界卫生组织正在非洲和南美洲推广实验室验证快速试纸检测的方法。2010—2015年，世界卫生组织共收到3248例鼠疫病例报告，其中584死亡，病死率不到18%。要知道，若不加以干预，鼠疫的死亡率基本在30%以上，肺鼠疫如不加控制，死亡率甚

至逼近100%。现代卫生工作者们通过杀鼠除蚤、应用抗生素（以链霉素为主）、隔离、监测、消毒、接种疫苗（世界卫生组织仅推荐高危人群使用）等方式保护人群和挽救生命。

鼠疫杆菌的耐药性是公共卫生学家需要面对的难题。鼠疫"周游世界"，横行霸道了上千年。欧洲、亚洲、大洋洲等地均遭过它的荼毒。有些历史因它而改写，有些王朝亦因它而覆灭。而在惊异、唏嘘之余，读者们也能够看到，瘟疫的肆虐客观上推动了人类思想认知与社会管理的发展。人类机体的"进化妙法"、逐步觉醒的自我意识与经年完善的防疫措施进一步保障了人们的生命健康。隔离、封控、防护是疾病预防与控制的不二选择，便捷的检测试纸、足量有效的药物则带来了治愈病症的曙光。而这些工具的应用与举措的落实，均离不开医务人员、管理人员，离不开社会中的每一个人。

第六章　温故知新抗疟疾

在病与症之外，明确病因与发病机理是精准找寻疾病疗法的基石。在这个基础上，治疗才可能确切有效。读者可能已经在人类对抗疟疾的历史进程中发现，从效用模糊的食物到疗效显著的药物，看似轻描淡写的转变可能已经经历了上千年的时间。"用药"不只是对症退热，更重要的是恢复健康。找寻灵丹妙药并非一味求新，有时需要"回头看"，从古籍医史中找寻灵感、获得启示。

自成一格：疟疾的热型与症状

人们很早就认识到疟疾独特的发热机制。古希腊名医希波克拉底曾记录疟疾相关的周期性发热：急性热（ardent fevers）以17天为周期；间日热（tertians fevers），首次发作后有4个常规周期，第7天最凶险；四日热（quartans fevers），多由其他发热疾病转归而来；每日热（quotidians fever）最常见，常在夏末初秋发作。尽管他的描述细致，但这四类发热与今日明确的疟疾热型尚有区别，希波克拉底也可能将疟疾引起的发热与其他化脓性炎症引起的高烧相混淆。

塞尔苏斯（Celsus）在此基础上，进一步考察了疟疾的临床症状，将其发热规律总结为每日反复发作（quotidian）、第二天（tertian）或第三天（quartan）复发三种类别。他写道："三日热（quartan fever）的特征更清晰，发病时几乎总是从身体发抖开始，然后发热。第一次发烧后，有两天的缓冲期，并会在第四天复发。间日热（tertian fever）有两种类型。一种在患病初期的症状类似于三日热，区别是它有一天缓冲期，到第三天复发。另一种则有害得多，它同样在第三天复发，但在48小时里，大约有36小时都是发热状态。半间日热（quotidian fever）则有多种形式。"

古罗马名医盖伦（Galenus）要面对的另一种主要传染病就是疟疾。这种疾病会让人发热、打寒战、大汗淋漓，且体征变化呈现出十分明显的周期性。疟疾病人的冷热交替现象实在太过典型，以至于今人能够通过公元2世纪留下的医学资料辨别出这种疾病。英国人一度将疟疾称为"ague"，这个名称在14世纪由法语衍生而来。"ague"意为"急性热"（an acute fever），从词源学角度为今人提供了有关疟疾早期认识及典型症状的信息。

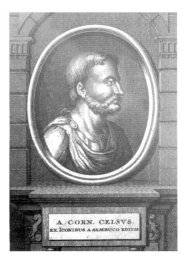

塞尔苏斯版画像（1746年）

在尚不知疟疾的具体病因时，人们模糊地将这种可怕的高热疾病与阴森恐怖的沼泽地相联系。希波克拉底曾描述，生活在沼泽地区的人会出现疟疾感染的体征。荷马时代也有说法认为，（夏末）天狼星的崛起是疫病来临的凶兆。还有人推测是"污浊的空气"引发了疟疾。

疟疾病人经历持续性的感染过程，其脾脏变得肿大，严重者有"壶腹"。这种现代"体检诊断学"的方法早在1世纪就被用于粗略判断疟疾感染情况。19世纪末期，英属印度政府亦应用此法，以广泛、快速探查人群中的疟疾患病情况。医生们还注意到，恶性疟疾引起的发热规律不规则，且病死率较高。唯一称得上"幸运"的是恶性疟和三日疟不会复发。

除了发热和脾脏肿大，疟疾病人还常常面色苍白，体虚头晕。这是由于疟原虫发育过程中破坏大量红细胞，引发病人贫血。恶性疟原虫（Plasmodium falciparum）之所以可怕，正是因为它们会侵袭脑部毛细血管内的红细胞。试想，毛细血管本就极为细窄，仅可供单个红细胞通过。若是红细胞再因疟疾感染而肿胀破裂，就要堵了后面许多细胞的循环路径。脑部细胞的废料无法运出，而红细胞携带的氧气又无法输入，人的大脑组织便要"缺氧窒息"了。脑水肿及脑细胞损害是恶性疟这个死神的"磨刀石"。

有些疟疾患者还会排出酱油一般的黑尿，还有些病人少尿或者无尿（现代医学认为，24小时内尿量少于400毫升为少尿，24小时尿量少于100毫升或12小时内完全无尿为无尿）。若排黑尿，则说明疟疾对红血球和肾功能的损害已经很严重。医生们称这种病症为"黑尿热"，即溶血性尿毒综合征。当疟原虫短时间内引起大量红血球破裂溶解，释放出的血红蛋白等物质堵塞了肾小球基底膜（读者可将之看作"滤网"，血液经此"网"过滤产生原尿，原尿再经重吸收和排泌等过程成为尿液），便会引起尿色、尿量的变化，还可能引发急性肾衰竭。医学家在肾小球堵塞物中发现了抗原-抗体复合物，推断"黑尿病"可能是人体对恶性疟的过度免疫反应所致。还有研究发现，服用奎宁（Quinine）和甲氟喹等抗疟药会引发"黑尿病"。不过，该病的病理机制目前还未被阐明。

阴魂不散：疟疾如何肆虐人间

在一块成型于第三纪中期（距今约3000万年前）的琥珀中，科学家们发现了多米尼加疟原虫（Plasmodium

dominicana)的遗迹。这是迄今人类发现的年代最早的疟原虫化石。在多米尼加疟原虫存在的年代，人类尚不存在。大部分疟原虫与灵长类动物共同进化，间日疟原虫（Plasmodium vivax）以人类之外的灵长类动物为宿主。直到约1万年前，恶性疟原虫成为主要的大猩猩寄生虫。诺氏疟原虫（Plasmodium knowlesi）则主要寄宿于东南亚的恒河猴，三日疟原虫（Plasmodium malariae）和卵形疟原虫（Plasmodium ovale）的源头尚不明确，但研究者推测其与非洲猩猩有关。生活在旧大陆热带地区和温带地区的人们最先受到疟原虫的侵袭。

古微生物研究进一步证实，恶性疟原虫（Plasmodium falciparum）曾于1世纪、2世纪和5世纪在意大利肆虐。16世纪与17世纪，"英国发汗病"（English sweats）、"法国疮"（the French pox, morbus gallicus）、伤寒等新型传染病在欧洲出现，疟疾、流感、痢疾等旧日"瘟神"亦阴魂不散。疟疾还常在南亚流行，夺走许多人的健康，甚至是生命。

19世纪中叶，英国议会注意到，英国驻印军队的死亡率高达0.7%。每10个印度人中，就有3人因疟疾入院。而每30位疟疾导致的住院病人中，就有一位来自军队。据印度官方估计，19世纪末至20世纪上半叶，平均每年约有1亿印度人患有疟疾，病死率超过1%。1898年至1908年间，印度萨哈兰普尔（Saharanpur）地区的发热病人的平均死亡率接近4.5%，而出生率却不足4%。1909年，该地区的脾脏肿大率为70%（当时，主要以肝脾肿大率来监测疟疾患病率）。之后20年间，当地部分村庄开展除疟行动，疟疾流行情况有所改善，但未被除疟行动覆盖的村庄脾脏肿大率仍高达82%。

疟疾的流行降低了印度的劳动力水平，对农业、矿业等的发展都造成了不小的阻碍。疟疾与饥荒呈现出恶性循环的现象：严重的疟疾流行损害了农民的身体健康，甚至逼迫农民迁居而抛弃可耕土地，导致土地利用效率的降低，粮食的短缺反过来又加剧了农村人口的贫瘠与饥苦，更令其难以抵御疟疾的侵袭。1891年至1931年，西孟加拉邦和北孟加拉邦的种植面积减少过半，工业开采与工程建设方面亦如是。20世纪30年代，印度成为世界上灌溉面积最大的殖民地，而灌溉工程、堤防和铁路等殖民开发活动又进一步加剧了印度疟疾的流行，尤其是在堤防两侧的居民常发疟疾，工业区和铁路旁的居民也更常受疟疾影响。

到20世纪80年代，尽管人类抗疟已经付出了近三十年的努力，但疟疾仍在非洲和中东的大部分地区流行，南美、印度、斯里兰卡和东南亚地区亦不能幸免。这些地区共生活着4.8亿人，仅非洲地区每年就有超过100万人死于疟疾。

至今，疟疾仍未停止对人类生命健康的摧残。世界卫生组织的全球疟疾年报中提到，2021年全球报告了2.47亿疟疾病例，其中95%发生在非洲地区。全球约有62万人因疟疾失去了生命，非洲的疟疾死亡病例占96%。各类疟疾的地域分布有所区别：非洲撒哈拉沙漠以南地区多见恶性疟，死亡病例较多，疟疾疫情尤其严重；南美洲、东南亚和东地中海地区最广为流行的是间日疟，东非地区以埃塞俄比亚为代表的国家亦受其害；三日疟和卵形疟偏爱非洲和东南亚地区；诺氏疟比较少见，常在马来西亚和印度尼西亚两国活跃。2020年，经世界卫生组织认证，我国已消除本土疟疾，输入性病例呈现出以十为数量级的递减态势——每年境外输入疟疾数千例，重症疟疾数百例，死亡病例数十例。

云开见日：疟原虫的发现与认识

　　对疟疾的病原体——疟原虫的明确认识最早发生在19世纪的阿尔及利亚。法国人阿尔方斯·拉弗朗（Alphonse Laveran）曾在普法战争期间担任军医，同时他也是一名杰出的病理学家和寄生虫学家。1880年，拉弗朗在阿尔及利亚任军队外科医生期间，通过验尸发现，疟疾的病原体是一种寄生虫，他称之为"颤藻疟原虫"（Oscillaria malariae）。拉弗朗因此获得1907年的诺贝尔生理学或医学奖。后来，这种寄生虫被命名为"疟原虫"（Plasmodium）。

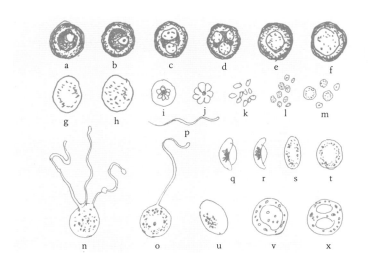

疟原虫繁殖示意图

1885年至1893年间，意大利医生、细胞学家卡米洛·高尔基（Camillo Golgi）发现疟疾的两种热型——间日热和三日热——是由不同的疟原虫引起的，更深一层的原因是这两种疟原虫子孢子胀破红细胞的周期不同。疟原虫对身体的破坏性不可小觑，就是这样一个小小的生物把一个健壮的人类身体搞得一团糟。疟原虫的发现从病因学角度反驳了"瘴气说"，为进一步明确疟疾病理机制奠定了基础。

　　讽刺的是，在奎宁疗法传入欧洲两百余年之后，欧洲药典中仍将疟原虫作为药材使用（20世纪初曾用疟疾治疗梅毒）。之后，人们逐渐认识到，在人群中传播疟疾的是蚊子，更确切地说，是雌性按蚊。其中，冈比亚疟蚊（Anopheles gambiae）作为最危险的疟原虫——恶性疟原虫的宿主，最令人闻风丧胆。这种疟原虫会导致急性疾病，病人多不治而亡。

　　疟疾的虫媒传播机制的发现要归功于两位英国医生：万巴德爵士（Sir Patrick Manson）和罗纳德·罗斯（Ronald Ross）。前者开创了热带医学，并由丝虫病的传播机制联想到疟疾。后者长年在印度行医，获知万巴德"蚊子为疟疾之虫媒"的想法后，受其启发而投身对疟疾传染机制的具体研究。开始，罗斯将携带疟原虫的蚊子加入水中，让健康的志愿者服下，观察其是否会因此染病。结果志愿者并未发病，说明饮用受污染的水并不是人们感染疟疾的途径。罗斯并不气馁，转而解剖蚊虫，细究构造。他在一只斑点翅蚊的消化道内发现了完整的疟原虫卵囊，便想到蚊子或许是疟原虫感染人体前的发育容器。于是，他以鸟类作为实验动物，终于验证了"疟原虫先在雌性按蚊体内发育，再通过按蚊叮咬传播疟疾"的猜想。1898年，罗斯明确疟疾是虫媒传染病，其媒介正是雌性按蚊。这一发现推动了防蚊灭蚊运动，罗斯也因此获得1902年的诺贝尔生理学或医学奖。

到了20世纪80年代，科学家们已经将疟原虫传播及致病的原理编入教科书：疟原虫的配子细胞在按蚊肠道内融合发育成卵囊，卵囊再释放出子孢子进入按蚊的唾液腺。雌性按蚊叮咬哺乳动物并吸血

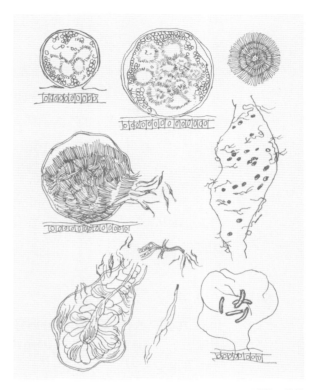

显微镜下按蚊体内的疟原虫

时，疟原虫的子孢子即进入血液并感染红细胞。红细胞内的血红蛋白又喂养了疟原虫的裂殖子，并最终为其胀破。每至这时，血液中猛增的裂殖子便会引起病人的高热，而红细胞从被感染到破裂的这段时间即是疟疾病人两次高热的间隔期。根据高热间隔时长的不同可以大致判断疟原虫的种类——三日疟原虫的间隔期是72小时，间日、卵形和恶性疟原虫则是48小时。

至今，科学家共发现250余种疟原虫，5种可感染人类，其中恶性疟原虫所引起的症状最为严重。间日疟原虫最常见，而卵形疟原虫较为罕见。另外2种是三日疟原虫和诺氏疟原虫。大猩猩、黑猩猩及爬行动物也可能携带多种疟原虫。其

中，诺氏疟原虫在20世纪80年代之后才被人们发现，它的传播途径是猴—蚊—人。

疟原虫在人体内的发育过程逐渐被阐明。医学家将其分为红外期和红内期两个阶段。红内期即为前述疟原虫裂殖子在红细胞内的发育过程。红外期则指人体被雌性按蚊叮咬后，疟原虫子孢子在肝细胞内裂体增殖，发育成裂殖子后再次进入血液的过程。对这一过程的溯源为恶性疟疾病人带来稍许"慰藉"——恶性疟原虫和三日疟原虫在红外期后，其子孢子不会进入休眠状态，即没有休眠子或迟发型子孢子，故而恶性疟和三日疟不会复发。

抗疟元勋：奎宁的发现与应用

苏美尔人在泥版上刻下楔形文字，使后人得以窥见"人类最古老"的医学实践。当然，那些泥版上提到的少量材料与其说是药材，倒不如说更接近食材——苏美尔人刻下了"百里香、牛奶、无花果和椰枣"等字词。如果要获取比"食谱"更接近于早期"药方"的记载，那就不免要向美国探险家埃德温·史密斯（Edwin Smith）借阅一下他的珍藏——一份记载近160个古埃及药方的手卷。

说是手卷，实际上只是两张莎草纸，埃德温在1862年斥巨资12英镑（据CPI通胀计算器数据，1862年1英镑约合2023年149.94英镑）才将其买下，因而这两张纸又被称为"埃德温·史密斯莎草纸"（the Edwin Smith Papyrus）。上面记录有古埃及人的药品清单，包括洋葱、西瓜、芹菜，还有杏仁与茴香籽、椰枣与莳萝、刺柏与肉桂——读起来仍旧像是食谱。至今，学者们仍只能翻译其中的一小部分药材，至于其药效，多悬而不明。值得一提的是，这两张莎草纸提到了有关柳树皮的药用情况。苏美尔人和古埃及人在5000年前还远不知道阿司匹林是何物，他们究竟是否知晓柳树皮提取物的药理作用呢？至今不得而知。

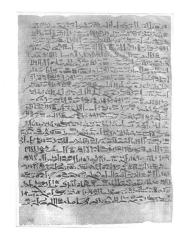

埃德温·史密斯莎草纸中的一页(约公元前17世纪末)

　　但无论如何，树皮的加入确实为早期草药医学增添了一份不小的助力。在人类的抗疟历史上，金鸡纳树皮堪称"开国元勋"。而其中的有效抗疟成分奎宁，自1820年萃取成功以来，就常被用于治疗疟疾。它是可以杀伤疟疾病原体——疟原虫的"灵丹妙药"。

　　以印度为例。1861年，英国殖民政府将金鸡纳树引入印度，并大范围普及推广，其目的是从中提取大量的奎宁，以应对疟疾带来的发热症状。19世纪中后期，不仅英属印度军队中有较为充足的奎宁供应量，就连下层群众也能获得奎宁的保护，奎宁在印度居民中的广泛使用在19世纪80年代实现。之后，印度政府实施"药包"计划等一系列卫生举措，进一步推广奎宁，并试图为偏远农村地区的人们争取获得奎宁的机会。至19世纪末，印度的金鸡纳树种植量达到顶峰，奎宁药包系统（Pice Packet System）几乎覆盖英属印度各省。

　　在20世纪的英属印度，定时定量服用奎宁已经成为军队、学校和监狱防治疟疾的主要手段。一般的预防剂量是每人每

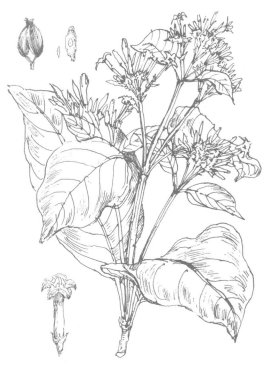

奎宁原植物示意图

两周使用一个奎宁药包，其中含奎宁药片5—7片，每包售价约1.5卢比。为了普及奎宁，政府、生产商和学界采取了多种措施：第一，政府在疟疾重灾区成立"奎宁实验示范营"，为其配备医院助理和综合管理人员，应用奎宁药包治疗疟疾病患；第二，生产商陆续推出奎宁糖衣药片、奎宁炼乳和奎宁糖浆吸引顾客；第三，通过在小学课堂引入疟疾预防手册，再由学生分发传单普及科学知识的方法，加强医学教育，建立社会对抗疟的共识。

在疟疾的病理及传播机制尚未明确之前，"病急乱投医"者大有人在，而在今人看来，这"医"也难免是"荒诞庸医"。古罗马博学家老普林尼（Gaius Plinius Secundus）记载了多个令人瞠目结舌的"罗马治疟大法"。有诉诸"食疗"者——食用鸡蛋和葡萄酒时加上一把臭虫，可减轻疟疾的症状。还有推崇"身体力行"者——男性三日热病人只要与月信刚至的女子交媾，就可不再发热。另有些人依靠"虔诚祛邪"——青蛙爪子、蟾蜍肝脏、荆棘枝条用布包裹，便是"护身符"，要是能再填上一张莎草纸，则"更具神通"。疟疾病人需用亚麻线在左臂或脖颈绑好"护身符"，即便死后下葬也不可取下。

　　这些荒诞的疗法曾为慌不择路的病人所采用，而现在病人显然不会再趋之若鹜。老普林尼也曾提到过其他疗法，如采摘金银花种子煮水饮用、燃烧罗马艾蒿驱避蚊虫等。显然，这些方法要可靠得多。但请读者们注意，今时之"显然"乃是建立在数百年医疗实践及研究的基础之上。若是古希腊人、古罗马人一早知晓疟原虫的存在和奎宁的妙用，也就不需费尽心机想方设法了。对于具备寄生虫学和药理学知识的病人来说，防蚊虫、用好药才是保护自己的不二法则。而中国的"抗疟神药"青蒿素，也是不可忽略的"抗疟大将"。下一节就会为读者们讲述这种本不起眼的中国草药提取物是如何赢得世界关注与赞赏的。

功成名就："青蒿一握"与诺奖

　　要论青蒿素，首先需要明确它的原植物——青蒿。但若细论古籍中的青蒿，读者们会发现其大有说法。宋书《证类本草》由《嘉祐本草》和《本草图经》合编扩写而成，汇集中医药理及草药图谱，政和六年(1116)以《重修政和经史证类备用本草》之名印刷流传。书中写道："草蒿味苦寒，无毒，主疗疥、痂痒、恶疮、杀虱、留热在骨节间，明目。一名青蒿，一名方溃。生华阴川泽。"又云："叶似茵陈蒿，而背不白。高四尺许，四月五月采苗日乾。江东人呼为犳蒿，为其臭似犳。北人呼为青蒿。尔雅云：'蒿菣'。释曰蒿，一名菣。"这段文字中有三个关键字："蒿""犾"和"菣"，分别表示"较高的草""臭鼬"和"可用于治疗疟疾的草药"。这里的青蒿与草蒿是"古代版本"，与今日确证的"正品"青蒿同属黄花蒿（*Artemisia annua* L.）这一物种。

说起黄花蒿，部分"权威记载"又令人存疑。《本草纲目》中提到了黄花蒿，但是用来治疗小儿风寒惊热，并不同于今日的"正品"青蒿，其品种尚待考证。而《本草纲目》中的"草蒿"一项有载："主治少阳厥因血分之病"，倒是与现在的青蒿大体为同种草药。成书于明代万历年间的《补遗雷公炮制便览》是我国国内现存古代彩绘本草中最为完整的一部传世典籍。而它所示的"蒿草"却并不是"正品"青蒿。明代画家、医家李中立注《本草原始》中的青蒿图示，方与《中华人民共和国药典（2020 年版）》中的"正品"青蒿一致。以下三张图依次为《重修政和经史证类备用本草》中"草蒿"项、《补遗雷公炮制便览》"草蒿"项和《本草原始》青蒿药图。

中国历代均有关于"青蒿截疟"的记载：东晋时有《肘后

《重修政和经史证类备用本草》中"草蒿"项

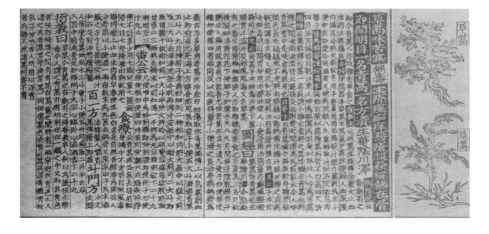

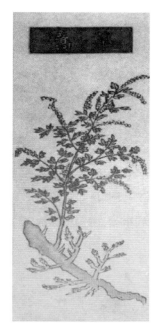
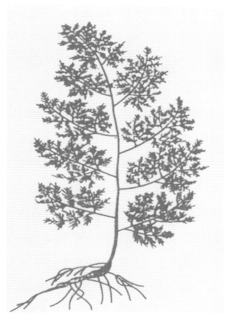

备急方》，北宋时有《大德重校圣济总录》，明代有《丹溪心
法要诀》《普济方》《本草纲目》，清代有《本草备要》《温病条
辨》，如此种种。然而，康熙皇帝患疟疾时并不用青蒿，反而
用金鸡纳霜（奎宁是其有效成分）。现代学者推测，当时青蒿
的临床疗效并不稳定，大概是青蒿品种不同、采收不齐、用药
部位有异、用药方法不一的缘故。青蒿的药效不定，青蒿素的
发现亦因此而变得十分艰难。1963版和1977年版的《中华人
民共和国药典》均在其青蒿项下收录两个品种，唯一区别是后
者将"正品"青蒿列为首位。

　　20世纪80年代，屠呦呦科研组在着手研究抗疟药物青
蒿素时，发现市面上名为青蒿的植物并不统一，有不下于5
种，其中只有一种原植物含有青蒿素，具有抗疟效用。1986

年，《中华人民共和国药典》再版。书中明确黄花蒿（*Artemisia Annua* L.）是唯一的青蒿素来源。至此，青蒿才算"认祖归宗"，正本清源。值得一提的是，屠呦呦之名中的"呦呦"二字源于《诗经·小雅》中的"呦呦鹿鸣，食野之蒿"一句。而这句诗中的"蒿"即意指青蒿。屠呦呦与青蒿的缘分大抵自出生便已结下。

1955 年，屠呦呦从北京大学医学院（今北京大学医学部）药学系毕业，进入卫生部中医研究院（2005 年更名为中国中医科学院）工作。60 年代，东南亚地区疟疾暴发，屠呦呦响应国家号召投入抗疟药物研究。而在此之前，国家科学技术委员会和解放军总后勤部曾组织过一次全国性的万余种药物筛选计划，仍一无所获。面对如此艰巨的任务，屠呦呦全心投入，迎难而上。仅 3 个月，就收集了 2000 多个方药，编成《疟疾单秘验方集》。她研究过常山、胡椒等 640 余种中药，经过了好几轮筛选，终于将目光锁定在青蒿上。

1971 年，屠呦呦在《肘后备急方》中看到"青蒿一握，以水二升渍，绞取汁，尽服之"一语，受到"绞"字的启发，意识到之前煎煮取药的方法是错误的。她转而使用低温提取法。这一试，足足 190 次。终于，在第 191 次试验中，青蒿乙醚中性提取物对疟原虫的抑制率达到了 100%。次年，屠呦呦科研组以身试药，确认无毒后，即投入临床试验。在数次提取过程中，不光是青蒿，屠呦呦等研究员也浸在"有机溶剂浴"之中，屠呦呦因此患上中毒性肝炎。

之后，屠呦呦研制青蒿素胶囊，以增进药效。1974 年，青蒿中性提取物的三维立体结构测定成功，其与奎宁、氯喹迥然不同。1977年，研究成果获得发表。之后，屠呦呦再接再厉，完成青蒿素类栓剂药物的研发，取得新药证书，获得1992年度全国十大科技成就，出版《青蒿及青蒿素类药物》。2000年，世界卫生组织认定青蒿素类药物为首选抗疟药物。之后15年间，"全球疟疾发病率下降37%，疟疾死亡率下降60%，620余万人得以避免死于疟疾，撒哈拉以南非洲地区约有2.4亿人受益于青蒿素联合疗法"。

2005年，屠呦呦在中国中医科学院建院50周年座谈会上发表题为"难忘的岁月——抗疟药青蒿素的研究历程"的报告。她说："中医目前是不用青蒿素，但世界人民都用它治病，青蒿素类药物已挽救了全球无数疟疾病人的生命，这是事实。中医药研究可以多方法、多途径，但是突出疗效，解决防治疾病的问题，总是永恒的主题。"2015年10月，屠呦呦因青蒿素抗疟研究的杰出贡献获得诺贝尔生理学或医学奖。这一年，她85岁。"把传统中医药的精华通过现代科学给发掘出来，这是我最感欣慰的。"有此一言，青蒿素便不仅是一味草药，更是中西医结合与中医药传承的一座里程碑。

目前，我国对疟疾的治疗方法囊括三方面：病因治疗，主要应用速效、不良反应少的疟原虫杀伤药物；对症治疗，主要包括解热降温，以及使用脱水剂、利尿剂、氧疗、护肝治疗、葡萄糖溶液、输血、抗生素等手段应对疟疾带来的各种并发症；必要的支持疗法，即应用肾上腺糖皮质激素、血液净化等疗法保护全身各系统功能及脏器免受疟疾损伤。在最主要的抗疟药物方面，青蒿素仍占据重要地位。2021年中国国家传染病医学中心制订的《疟疾诊疗指南》中，特别详细列出了世界卫生组织推荐剂量下的青蒿素药物联合疗法，并将青蒿琥酯静脉注射、蒿甲醚深部肌肉注射作为疟疾护理手段。我国临床主要应用双氢青蒿素/磷酸哌喹片、青蒿琥酯/阿莫地喹片和青蒿素/哌喹片。

抗疟今谈：全球战疟新进展

进入21世纪，疟疾对欧美等发达国家居民的影响已经大大降低。更确切地说，欧洲人在20世纪中叶左右就已经将疟疾基本驱除。2021年6月，经世界卫生组织认证，中国成为世界卫生组织西太平洋地区第一个"无疟疾"的国家。然而，交通工具的发展促进了旅游业的兴起，为疟疾的全球传播提供了便利。即使一个国家已经获得世界卫生组织的"无疟疾认证"，输入性疟疾依旧时不时侵袭人类的健康。

世界卫生组织认为，蚊帐普及应用不足是疟疾防控艰难的原因之一。此外，青蒿素本身效用的降低也是值得关注的问题。近年来，在埃塞俄比亚、卢旺达、乌干达等国的部分地区已经出现了有关青蒿素部分耐药性病例的报道。这些病人在接受青蒿素（及其衍生物）治疗后，体内的疟原虫呈现延时清除的现象。目前认为疟原虫出现耐药性的原因是PfKelch13基因突变。2022年12月，世界卫生组织颁布《非洲地区青蒿素部分耐药性的应对策略》，目的是要及早发现耐药性、遏制青蒿素及其衍生物耐药性的出现、限制明确具有耐药性的疟原虫传播。而要做到这三点，就必须严密监测、合理用药、积极应对和完善防控办法，但这并非易事。总的来说，青蒿素耐药性的产生对当今疟疾防控提出了新挑战。以磷酸咯萘啶为代表的新型抗疟药物则为疟原虫抗药性问题带来了转机。

抗疟之战未结束。在这场不见硝烟的战争中，"早发现、早治疗、早预防"方能有助疟疾的消除。2016年，《英国疟疾治疗指南》（*UK Malaria Treatment Guidelines*）发表。2020年，美国疾病控制与预防中心发布《疟疾临床治疗指南（美国版）》[*Treatment of Malaria: Guidelines for Clinicians (United States)*]。这两份指南均是非疟疾流行国家针对本国具体疟疾感染情况而撰写的。2021年，世界卫生组织发布《世卫疟疾指南》（*WHO Guidelines for Malaria*），为全球医生提供了普遍性的疟疾诊疗参考标准。

我国现行的疟疾指南主要有两本。一是2015年发布的中华人民共和国卫生行业标准《疟疾的诊断（WS 259—2015）》，二是2016年发布的中华人民共和国卫生行业标准《抗疟药使用规范（WS/T 485—2016）》。这两本指南在中国控制和消除疟疾的进程中起到了重要作用，但尚未对输入性病例投入足够关注。2022年8月刊登在《中国寄生虫学与寄生虫病杂志》上的《疟疾诊疗指南》对此做了补充。

如同印度制药商曾用糖衣包裹奎宁药片，今天的科学家发明了"纳米衣"。纳米材料包裹的抗疟药物易于人体吸收，作用时间长，副作用小，而且能够更加精准地作用于病灶。在一定程度上，"药片的新衣"巧妙地弥补了喹啉类药物、青蒿素类药物等传统疗法的多种缺陷。当然，光是"换汤不换药"可不行。生化学家们对药物的有效成分本身也进行了修饰和优化，增加了药物的有效性和安全性。奎宁、青蒿素等传统抗疟药物多针对疟原虫的蛋白质转化过程，而分子遗传学的发展则为抗疟新药提供了切入点——疟原虫的关键基因。这些新药大多尚在临床试验阶段，还未上市推广。

疟疾曾因其独特热型为人认识，又因其广泛传播、屡禁不止而为人畏惧。在历史上的某些特殊时期，殖民活动出于对工业建设及农业产出的需要，客观上也为疟疾防治研究与实践起到了推动作用。而人们真正能够抵御疟疾的侵袭，离不开寄生虫学、病理学和生物化学的发展。"知己知彼，百战不殆"。蚊帐、奎宁、青蒿为疟疾阴影下的病人们撑起的保护伞，在众多科学家的努力下愈加坚韧而缜密。

第七章　病症之辨识肺炎

在不知道疾病的原因，或不能正确揭示疾病原因的情况下，对症治疗不失为战胜疾病的好方法。对发热疾病来说，在"治病"尚未被认知之前，"退热"被等同于"治病"本身。热去病退，身体舒服了，健康也就恢复了。生物医学虽在百年前就已揭示出肺部感染的病理机制，但国内在新冠疫情期间偶发的几次哄抢退烧药的事件说明，仍有必要进一步阐明"治病"与"退烧"、疾病与症状之间的关系。

早期认识：使人高热的肺周围炎

      古代医学文献中关于肺炎的明确记载并不多见。人们对呼吸系统疾病的认识较为模糊，肺周围炎（Peripneumonia）是早期人们对肺部疾病的统称。从词源学的角度来看，peripneumonia由peri-和pneumonia两部分组成。前缀peri-源自希腊语，与梵语pari和拉丁语per同源，表示"在······周围的意思"（around, about, beyond）；pneumonia亦源于希腊语，为"肺部炎症"（inflammation of the lungs）。

      据记载，经验医学出现于公元前8世纪的荷马时代，其中针对创伤的处理内容较多。三百年后的希波克拉底时代已经有成体系的医学记述，其中包括对肺炎的记录。同其他古代医学家一样，希波克拉底把带有胸痛症状的疾病都归入肺周围炎的诊断范畴。

      希波克拉底善于观察，将肺周围炎的典型症状概括为：高热，单侧或双侧胸痛，呼吸急促，咳嗽，带血或呈青紫色的泡沫样痰，小便少，尿色深。他认为，包括肺周围炎在内的绝大多数疾病都具有自限性，发病第7日时症状开始减轻。希波克拉底主张通过提高病人自愈力来医治肺周围炎，医生不应干涉疾病的自然过程。对于肺周围炎病人，希波克拉底使用的治疗方法主要是放血和热敷。

小亚细亚东部的古王国卡帕多西亚的医生阿雷塔鲁斯（Aretarus of Cappadocia），对肺周围炎做了进一步论述：单纯性肺周围炎病人的常见症状为胸闷，疼痛并不明显，但如果肺黏膜发炎后与胸壁粘连，则病人的胸痛剧烈，并伴有呼吸困难。有些病人不得不张嘴呼吸，导致口干舌燥，咳嗽剧烈；严重者神志不清，咳痰并伴有血丝者，常常预后不良。

小试牛刀：胸腔积脓与开胸除脓术

法国哲学家埃米尔·利特雷（Émile Littré）曾研究并翻译希波克拉底的作品，在《希波克拉底文集》（the Hippocrates Corpus）中提到，肺周围炎会引起胸腔积脓（thoracic "empyemas"）。胸腔、尿道、膀胱、耳道等多个部位均可能出现积脓现象，而胸腔积脓在希波克拉底的记述中尤为详细，开胸祛脓的治疗方法在那时也已出现。

希腊语empyema由表示"在内部"的前缀"em"和表示"脓液积聚"的词干"pyema"组成。这一词语既可特指胸膜腔内的脓液，也泛指人体各组织器官的脓肿。希波克拉底时代的医学家尚不清楚胸腔器官的解剖结

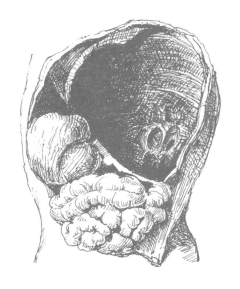

胸腔积脓解剖示意图

构，因而无法十分明确地区分胸膜腔积脓和肺部组织积脓。但办法总比困难多，医生们要求病人向某侧扭转身体，以明确脓液蓄积的部位。这也是后来叩诊法和听诊法判断胸腔积液的由来。

当时，人们普遍认为吸入或饮入某种"异物"（foreign bodies）是导致胸腔积脓的主要元凶。若病人无法在14天内排除肺部异物，则会患上肺周围炎或胸膜炎，病灶处液体渗出、淤塞、"凝结"（concretion）后引起败血症，形成积脓。脓肿可在炎症形成14天内破溃，之后脓液或留在体内，或从口排出体外。

发热与寒战是胸腔积脓的重要体征。病人常有胸痛、胸闷等感受。脓液积聚后，还会出现眼白发红、多汗、咳嗽、指甲弯曲、下肢水肿、厌食、全身性水疱的症状。若在胸痛后出现呼吸困难、咳嗽、痰液增加的现象，则表明脓肿破溃。

经典的西医体检诊断学包括视诊、触诊、叩诊、听诊四种。希波克拉底时代的医生采用"摇动病人"（the shaking of the patient）的做法代替今日的叩诊法。医生要求病人坐在椅子上，双手扶住病人肩膀前后摇动。医生将耳朵贴于病人胸前，随着摇动听诊胸腔内的震水音。哪侧胸腔震水音可闻及，哪侧胸腔就是积脓之处。由于脓肿常引起肿痛，因此当声音细不可闻时，医生会用触诊的方法。若胸腔一侧体表温度较高（患侧），则嘱咐病人侧卧于健侧。若病人主诉在上一侧的胸腔有坠物感，则可确定其为患侧。

体温的变化可用于判断病人的预后。脓肿破裂后当日退烧者，食欲恢复快，口渴感消失；内脏通过细微运动排出白色脓

液，脓液质地清而无杂色。黏
液排除规程内无痛、无咳嗽。
病情严重者往往反复发热，口
渴剧烈，食欲极差；内脏松弛，
痰液色黄发青，混有粘液和泡
沫。如果脓肿消失，病人却没
有排痰，也没有退热，这是十
分危险的征兆。

　　针对肺部感染引起的积脓，
希波克拉底时代的医生们首选
保守治疗方法——药物和理疗。
前者主要是植物药，其原材料
为斑叶阿若母（cuckoo-pint，一
种天南星科植物）的根须、小
萝卜皮、"铜之花"（flower of

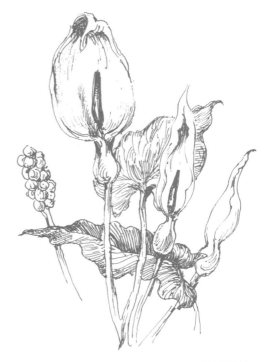

斑叶阿若母

copper，可能为铜鸢尾）、苦石榴皮、仙客来、罗盘草、盐、
蜂蜜、油脂。物理疗法则有温水浴和"蒸桑拿"（vapour-
bath），后者的蒸汽来自一种特殊调配的液体——由泽芹汁、托
洛尼亚红酒（Toronian wine）、牛奶或羊奶等比混合而成。蒸
汽通过芦苇杆传至病人身侧，为病人所吸收。熏蒸时，医生还
要摇晃病人的肩膀，帮助排痰。

　　药物治不了的病，就要用刀来解决。这是希波克拉底留下
的经典格言。药物与理疗失效时，医生会进行排脓术。病人热
水沐浴后，端坐在椅子上。由专人控制住病人的双臂，以防其
在手术过程中因疼痛而挣扎乱动。医生明确病灶后，在患侧胸

部开刀：先用宽腹手术刀沿着肋骨间隙做切口，继而用布包裹柳叶刀，只留下大拇指指甲盖长度的刀刃在外，以控制进刀深度。排除适量脓液后，用亚麻布包扎伤口，再用绳索加固。每日进行一次排脓术，直至第十日，排除所有脓液，再用亚麻布包扎。因为病人的肺部长时间浸在脓液中，不可突然干燥，因此医生需要通过导管灌入温红酒和油脂。脓液稀薄似水、触感稍黏、总量较小时，可用空心细导管吸出。亚麻布就是当时的"卫生棉球"，用以清洁胸腔、保持胸腔开放。胸腔彻底清洁后，导管方可取出。

眼见为实："肺周围炎"的明确

希波克拉底时代的肺周围炎诊断标准十分模糊。11世纪时，意大利医师加里蓬图斯（Gariopontus）认为肺炎比胸膜炎更严重，肺炎会迅速致命，因为肺的实质性病变无法通过肺内新鲜空气的替换来恢复。17世纪，英国著名临床医学家西登哈姆（Sydenham）将肺周围炎与胸膜炎归为一码，但承认肺周围炎病人的肺实质受累范围更广泛。西登哈姆还报告了假肺周围炎的病例，这类病人通常是嗜好酒精的中年肥胖者。

西登哈姆的学生赫克瑟姆（Huxham）为患有假肺周围炎的病人调配了一种含金鸡纳的酒，宣称这是专门治疗假肺周围炎的特殊配方。赫克瑟姆还曾著有《论热病》，在书中谈到胸膜炎、胸膜肺周围炎、假肺周围炎和肺周围炎四种相似的疾病。他把假肺周围炎称为"Peripneumonia Notha"，其特征是胸前区剧痛、有压迫感、高热、咳嗽、咳血，并伴有呼吸困难。赫克瑟姆还观察到部分病人存在发热不明显的现象。

18世纪，荷兰著名临床医学家布尔哈夫（Boerhaave）在著作《理解和治疗疾病的箴言》（*Aphorisms on the Recognition and Treatment of Diseases*）中，描述了两种肺周围炎，其位置分别位于肺动脉末端和肺支气管内。这可能是对大叶性肺炎和小叶性肺炎的最早区分。英国医生

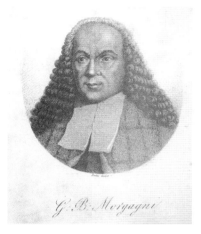

莫尔加尼

库伦（Cullen）则认为所有的胸腔炎症仅有细微差别，并无本质的界限。

意大利解剖学家莫尔加尼（Morgagni）数年如一日从事解剖学研究，结合其多年临床经验，创建病理解剖学。他对肺炎病人的尸体进行解剖观察，发现病人肺部的实质性病变——病人肺脏质地坚硬，很不正常，有的病人还出现了胸膜粘连。

贝利（Baillie）是一位苏格兰解剖学家，他首次描述了肺炎病人的肺脏出现肝脏样变化。

因声辨病："肺周围炎"的消失

在对肺部疾病的认识方面，人们除了"眼见"，还可"耳听"。在18世纪的欧洲，叩诊法（percussion）已经出现，1761年奥恩布鲁格（Auenbrugger）利用叩诊法区分了正常人与肺炎

病人的肺部叩诊音，极大地促进了胸部疾病诊断方法的发展。

奥恩布鲁格应用叩诊法的灵感来自他的童年经历。奥恩布鲁格幼时常在父亲的小酒馆内帮忙，为了估计酒桶中酒的余量，小奥恩布鲁格学会了叩击桶沿，听声识别酒量。桶内空气的部位叩击音空灵，而桶内有酒的部位叩击音低钝。当在胸部叩诊时，这两种声音被称为"清音"和"浊音"。正常人的肺部由诸多含气空腔（即肺泡）组成，应叩出"清音"，但若肺部因感染而有炎性液体渗出堆积，则会叩出"浊音"。19世纪，法国巴黎慈善医院医生、巴黎医学院临床医学教授的科尔维沙（Corvisart）推广叩诊法。

同时代的法国医生雷纳克（Laennec）对肺病诊断做出了巨大贡献——他从孩童的游戏中受到启发，发明了听诊器。据说，这是一段有趣的故事：

雷纳克1819年制作的听诊器

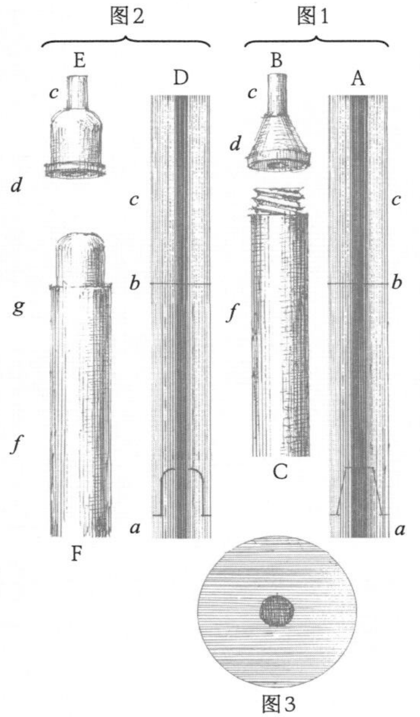

图2　　图1
E　D　B　A
F
图3

1816年的某一天，雷纳克的病房里进来一个年轻、肥胖的女病人。一开始，雷纳克怀疑这个女病人得的是心脏病。然而，由于检测手段落后，他怎么也无法证实自己的判断。有一天，雷纳克走在路上无意间看见几个孩子正在玩这样一种游戏——用别针划刺木棍的一端，同时在另一端听声音。这个游戏令他大受启发。他匆匆赶回病房，找了一本薄薄的书，卷成圆筒，把一头贴在病人的心脏部位，把另一头跟自己的耳朵贴在一起，仔细听了起来。结果，让他惊喜至极的事发生了——他听到的病人心脏跳动的声音，比起原来用耳朵直接听诊，要清楚好几倍！现代听诊器的雏形，就这样诞生了。后来他经过思考与试验后，设计并制造了世界上第一个木质的听诊器。

胸部听诊时出现的捻发音是确定肺炎初期的重要指征，也是肺炎消散期的征象之一。医生使用听诊器，可以更加及时地发现肺炎、胸膜炎、肺结核等胸部疾病。

1819年，雷纳克的经典著作《论听诊法》问世。这本书记载了对多种胸部疾病听诊音的详细说明。雷纳克反驳了医学界一贯持有的"胸肋膜炎属于肺组织病变"的观点，认为胸肋膜炎是胸肋膜本身的炎症；至于与胸肋膜炎并发肺组织炎的情况，应称为胸膜肺炎。雷纳克从未使用过"肺周围炎"这一名词作为肺部疾病的诊断病名。自他以后，西医诊断中也几乎再见不到"肺周围炎"的病名。

工器渐利：病理解剖学明确肺炎分型

雷纳克仔细研究过肺炎的转归，并把急性肺炎分为3个阶段：充血/炎性充血期、肝样变期、化脓期。这与现代医学对大叶性肺炎的分期十分相似。目前认为大叶性肺炎的病变过程为充血水肿期、红色肝变期、灰色肝变期和溶解消散期。雷纳克还发现，有些病人的部分肺脏呈现肝样变时，周围肺组织仍正常，他将这样的肺炎称为"小叶肺炎"。

在雷纳克之后，人们对肺炎的认识愈发深入。艾迪森（Addison）指出，肺炎实变的部位（也就是病人肺部炎症渗出物积存处）应该是肺泡而非肺间质。他还发现恶病质状态下的病人、长期受慢性病困扰的病人或者是刚刚接受过手术的病人，常常会出现小叶性肺炎，据此推测体质弱的人群更易罹患小叶性肺炎。

1839年，捷克医生斯高达（Škoda）进一步细化了肺部炎症的病理变化：肝样变周围的肺组织，常常有肺气肿发生，叩诊时病变部位会发出过清音。大约十年后，德国医学家科恩海姆（Cohnheim）提出肺纤维化的概念。由此，根据肺炎累及的部位，三大肺炎分型已经明了：大叶性肺炎、小叶性肺炎和间质性肺炎。

水落石出：微生物学揭示肺炎原因

一般认为，上节所述的医学家科恩海姆是实验病理学的先驱，他师从细胞病理学创建者维尔歇（Virchow）。科恩海姆最为突出的医学成就之一是对炎症发生过程的阐述。他做了许多动物实验，发现白细胞会通过循环系统聚集到伤口附近，继而从毛细血管壁渗出，形成脓液，这就是急性感染出现炎症的原因。这个解释虽然与维尔歇的观点有所出入，但实为炎症本质研究的巨大进展。科恩海姆还曾将带有结核杆菌的液体注入兔眼前房，实验结果证明结核杆菌具有传染性，这是肺结核研究史的里程碑。正是这个发现启发了科赫（Koch），后者于一年后在显微镜下发现结核杆菌。

19世纪70年代之后，细菌学研究进展迅猛。大部分致病细菌都是在这个时期被发现的。自此，医生能够对肺炎做出比较清晰的病原学诊断。1882年，弗里德兰德（Friedländer）发现肺炎病人的体内常常出现有荚膜的球菌，这是医学史上首次对肺炎克雷伯菌进行描述。肺炎克雷伯菌学名*Klebsiella pneumoniae*，常简写为*K. pneumoniae*，亦被称作Friedländer's bacillus（弗里德兰德杆菌）。

1881年，法国著名细菌学家巴斯德（Pasteur）和斯滕伯格（Sternberg）发现了肺炎双球菌（Diplococcus pneumoniae）。5年后，弗兰克尔（Fraenkel）在体外培养出球菌，并和梅希塞鲍姆（Weichselbaum）共同阐明了肺炎双球菌与大叶性肺炎的致病关系。次年，梅希塞鲍姆发现脑膜炎奈瑟菌（Neisseria meningitidis）。这些细菌都可能引起肺炎的发生。

19世纪，由于细菌学在解释感染现象方面的权威性，加

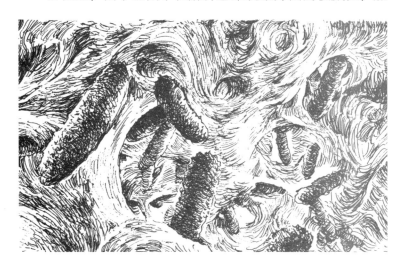

显微镜下的肺炎克雷伯菌

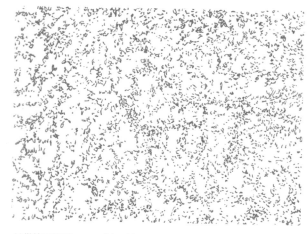
显微镜下的肺炎双球菌

之显微镜与微生物过滤器的局限性，人们将流感也归为细菌感染的范畴。据世界卫生组织官方记载，1892年，德国科学家法伊弗（Pfeiffer）从流感病人的鼻腔内分离出了一种小型"细菌"，并将之命名为"流感杆菌"（bacillus influenzae）。还有微生物学家证实肺炎双球菌和"流感杆菌"都可导致肺炎的发生。1913年，美国医学家多切兹（Dochez）发现存在4种不同的肺炎双球菌菌株，每种菌株的致病力有所不同。1944年，艾弗里（Avery）等三人共同发表文章，描述了肺炎双球菌菌株互相转化的现象，启发了现代基因学的研究。当然，今日人们已经认识到肺炎的病原体远不止细菌这类的微生物，关于病毒性肺炎的知识将在后文中提及。

肺炎治疗：从放血疗法到抗生素的发现与应用

针对肺炎病人，西医历史上曾出现的疗法包括放血疗法、催吐疗法、发汗疗法和退热疗法。其中，放血疗法曾风靡一时，之后却备受质疑，最终被废弃。从古希腊、古罗马到文艺复兴时期的意大利、独立战争时期的美国，再到19世纪的欧美的医学院校中，数位医者曾提出各种不同的理论来为放血疗法背书。当然，从当代药学研究者的视角看，放血疗法对肺炎病人的实际助益实在是不敢恭维。

英国文艺复兴时期著名哲学家弗朗西斯·培根（Francis Bacon）与其医生在雪天出游的时候，看到路上的积雪，探讨起了是否可用积雪来保存肉类不变质的问题。于是，他们买了一只活鸡，将之杀死，掏空内脏。培根是唯物主义学者，坚持科学实践，他亲自抓积雪填入死鸡的腹腔。据说他因此受了风寒，不久便病倒了，意想不到的是不过几日培根就因肺部感染而离世。其间，医生就为培根实施过放血治疗，可惜没能挽回培根的生命。

今天的人们可能会视放血疗法为愚蠢或荒诞的行为，甚至不免要推测放血是否反而加速了病人的死亡？但我们应当认识到医学前进道路的漫长与曲折。当人们对疾病的了解不足时，采取的尝试可能是错误的。放血疗法的盛行亦是如此。虽然千年前的苏美尔人已经认识到伤口感染的危害，也尝试用含有酸性的物质、草药、盐、油等物质的辅料作为应对，但直到细菌学建立之前，伤口感染都是十分棘手的问题。甚至16世纪的医学家们还相信，滚油可以医治枪伤。自17世纪中叶金鸡纳树皮传入欧洲之后的近三百年中，放血疗法还在因其饮鸩止渴般的退烧、镇静效果受到医生们的推崇。

在现代生物医学视角下，阿司匹林等非甾体类抗炎药才是安全有效的退热手段，是治疗肺炎等发热疾病的退热主力军。但退热药依旧治标不治本，即只能减弱机体的炎症反应，不能根本性地消除感染。19世纪细菌学的突飞猛进使人们认识到，

为手臂放血的
工具

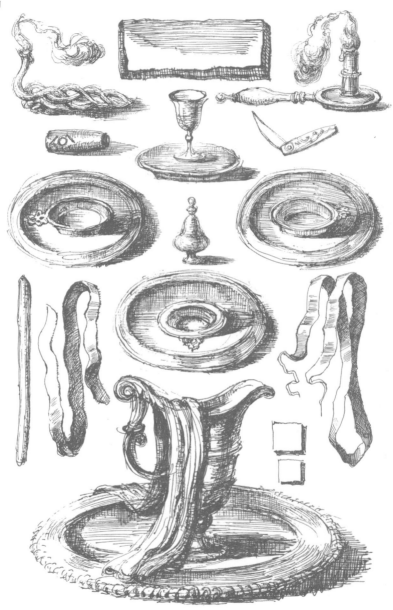

消灭病原体才是炎症治疗的根本性任务。20世纪抗生素的发明使这种想法成为可能，磺胺药和青霉素尤为著名。

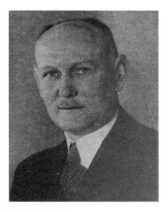

杜马克

1928年，弗莱明（Fleming）观察到培养皿中青霉菌周围的细菌缺失现象，进而发现青霉素这种抗菌物质。1935年，德国细菌学家杜马克（Domagk）在研制细胞染色剂时，发现其中一种染料能够有效抑制小鼠链球菌的感染。这个染料就是百浪多息红（Prontosil red），其包含的有效抗菌物质是磺胺。之后，磺胺类药剂在抗击链球菌感染方面大展身手。1939年，杜马克获得诺贝尔生理学或医学奖。

瓦克斯曼（Waksman）是一位美国生化学家，自青霉素问世以来就开展了大量有关抗菌物质的研究。就做学问而言，瓦克斯曼做到了真正意义上的"脚踏实地"——他将目光聚于足下的土地，并在土壤中发现了一种丝状菌，即放线菌（actinomycetes）。1944年，瓦克斯曼从放线菌中提取出能有效

显微镜下的放线菌

杀灭链球菌的物质，也就是链霉素。这是一种广谱抗生素，不仅能杀灭以结核杆菌为代表的革兰氏阳性菌，还可杀灭霍乱弧菌、沙门氏菌（斑疹伤寒病原体）等革兰氏阴性菌。这一发现也为瓦克斯曼赢得了1952年的诺贝尔生理学或医学奖 [也有

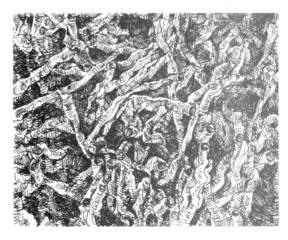

一说是瓦克斯曼的学生阿尔伯特·沙茨（Albert Schatz）才是链霉素的发现者，但被剥夺了研究成果］。

今日的"抗生素"（antibiotic）一词就是由瓦克斯曼于1941年首次提出的术语。"anti"意为"反对、对立"，而"biotic"源自拉丁语"bioticus"，表示"与生命相关的"。在此之后，多种抗生素不断涌现：1947年发现氯霉素；1948年发现金霉素，此后还有四环素、土霉素等抗生素陆续被应用于临床。细菌性肺炎一度在抗生素面前节节败退。

目前，肺炎的概念已经被明确为"终末气道、肺泡和肺间质的炎症"，细菌性肺炎是其中最常见的。在针对肺炎球菌（典型病症为大叶性肺炎）、葡萄球菌（常引起肺脓肿、脓胸）、肺炎克雷伯菌、肺炎支原体引起的肺部感染时，以青霉素G、半合成青霉素、头孢菌素、红霉素等为代表的单独/联合抗生素治疗仍是首选方案。但抗生素的滥用也引发了细菌耐药性急增、患者出现致命性过敏反应等问题。超级细菌已经出现，这种现象对细菌感染防治提出了新的挑战。

面向未来：后疫情时代的肺炎防控

细菌引起的呼吸道疾病不容小觑，除此之外，病毒引起的上呼吸道感染也必须重视。历史上，瘟疫或流感常伴随着肺炎的发生。1863年，冰岛在一场流感之后，暴发了严重的大叶性肺炎疫情。1918年，H1N1病毒引发了世界范围的流感大流行，之后部分国家出现了有关肺炎流行的报道，当时的报道称这种流行性肺炎病程短、预后差、病人胸部积脓、呼吸困难。据此后世界卫生组织的统计显示，1957—1958年、1968—1969年、2009—2010年都发生了流感大流行。在我国，2002—2003年的"非典"疫情和2020年开始大规模流行的"新冠肺炎"（正式名称为"新型冠状病毒感染"，本文主要围绕肺炎展开，故保留"新冠肺炎"——作者注）都对人们的生活造成了不小的冲击。

19世纪末，烟草花叶病毒被发现。病毒抗击之战的号角也正式吹响。然而，据世界卫生组织官网信息显示，直到20世纪30年代，人们才认识到40年前的"流感杆菌"实际上应该是流感病毒。1963年，第一种抗病毒药物碘苷获得批准后上市。之后，以干扰素 α 为代表的广谱抗病毒药物、利巴韦林等抗RNA病毒药物和阿昔洛韦等抗DNA病毒药物相继问世。瑞德西韦和干扰素药物疗法也曾用于治疗"新冠肺炎"，但就世界卫生组织的随机对照实验结果来看，二者在提高病人生存率方面表现均不乐观。阿比多尔联合 α - 干扰素雾化吸入治疗则在小样本对照试验中表现出促进病人免疫机能的效果。

面对病毒这一传播快、变异快的病原体，"防病"似乎比"治病"更加行之有效。除了全社会动员、口罩防护、居家隔离等措施，预防感染的关健在于疫苗的开发。早在1918年的那场"世界流感之母"——H1N1流感盛行之时，来自欧美的学者就开始着手研制流感疫苗。遗憾的是，那时的学者误以为引起大流感的病原体是一种杆菌。1933年，英国研究者分离出流感病毒。之后，美国密歇根大学研发出世界上第一支有效的甲型流感疫苗，并在美国军队中进行安全性和有效性试验。

1945年，流感疫苗被推广使用。而在这之前（1942年），针对甲乙两型流感的疫苗已被开发使用。

目前，疫苗的研发建立在对病毒株严密的监测之上，世界卫生组织每年都会为南北半球列出疫苗推荐目录，并预测未来流感流行趋势。

以史为鉴，当知兴替。人们曾为治疗肺炎做出种种实践，在认识炎症和抗击疫情方面走过了艰辛的道路。而这条路远远没有到达尽头，也许这条路根本就没有尽头。新冠特效药的缺失、疫苗迭代速度的滞后都在提醒着人们：病原体在改变，药物亦需改变。如何及早发现并预防病原体的传播？怎样更快制造出有效疫苗？如何应对病毒毒株变异后可能带来的新疫情？这些问题需要医学研究者及工作者关注并作深入探索。

第三部分

退热良方

第八章　历史上的致热与治热

　　在过去，发热并不都需要消除，有时候它会被视为一种"治疗手段"。精神疾病患者和梅毒患者都曾经历过这种"发热疗法"。这些做法在今天听来荒诞可怖，但在当时，发热机理尚未明了，病人精神状态改善，皮肤病损减缓，也就被认为"治好了"。随着各类疾病认识的发展和人体病理探究的深入，人们逐渐认识到"发热疗法"的本质——体温升高背后的生理机制与效用。为了探究发热的原因，实验室检验等方法逐渐发展起来。致热与治热不再是浮于症状的做法，而是基于病因学、诊断学等医学知识的治本之举。

发热疗法：以毒攻毒

最受人诟病的治疗方法恐怕是过去治疗神经性疾病以及精神疾病的方法。前者如癫痫，后者如抑郁症——当时的医生认为，得这几种病的人，都是大脑出了问题。在医学的历史上，出现过许多令人匪夷所思的退热方法。钻孔术和经眼窝前额叶脑白质切除术，这二者都曾风靡一时。

钻孔术，顾名思义，指在颅骨上钻孔的手术。这是一种古老的医疗手段，早在史前时代就有记录。这种疗法要求医生在病人的颅骨上钻一个小孔，"释放积聚在大脑中的坏血或恶气"，以治疗头痛、脑损伤或其他神经学疾病。某些古文明认为，这种手术可以驱邪。

经眼窝前额叶脑白质切除术，通常简称为脑白质切除术或前额叶白质切除术，是20世纪中叶治疗严重精神障碍的常见手段，主要针对精神分裂症或其他严重的情感障碍。手术会切断连接前额叶与大脑其他部分的神经纤维，让病人从癫狂或自残中冷静下来。没错，手术后的病人绝对"冷静"。

现代脑科学的研究结果表明，前额叶是大脑的一个主要部分，在许多高级认知功能和行为控制中起着核心作用。前额叶参与计划、组织、解决问题、决策等功能，也包括对复杂的任务进行策略性思考和规划的功能。它与自我意识和人格形成有关，影响人的情感和社交行为。前额叶的后部，即初级运动皮质，负责控制身体主动的运动。布洛卡区，一个位于前额叶的小模块，与言语产生和表达有关。

前额叶在这么多关键功能中起着作用，任何损伤其实都会导致一系列的认知、行为和情感障碍。因此也就不难想象，虽然有些病人在前额叶切除手术后初始症状有所改善，但实际上，更多的病人出现了严重的并发症，包括但不限于人格改变、认知障碍、言语和运动等功能的损害。随着新的治疗方法和药物的出现，这种手术的使用大大减少，许多地区给这种疗法贴上了禁令。

正因为这些结果不尽人意的治疗方法，神经疾病和精神疾病都让医生避之不及，社会上也出现了对神经精神病人的偏见。直到发热疗法出现，这种局面才稍稍得以改变。

使用发热疗法治疗脑部疾病，其实有很长的历史。希波克拉底认为发热对癫痫病人有暂时镇静的效果，而盖伦在治疗抑郁症的过程中也有类似的发现。引起发热起码比切除一部分脑组织强得多——至少当时的人们大多会这样认为。

有人甚至因为"成功地用发热疗法治疗疾病"而获得诺贝尔生理学或医学奖——这在现在的视角下可能比较让人费解，怎能用明显造成伤害的方式来减轻一种痛苦呢？但在当时，这无疑被视为一种极大的进步。

这是医学史上的一段奇特历程，可以用几个关键词简单概括：纳粹、人体实验、诺贝尔生理学或医学奖。这几个词并排放在一起，荒诞感不免油然而生。

抗生素尚未出现的年代，梅毒如同恐怖的鬼魅，一直困扰着人们。这种由梅毒螺旋体引起的传染性疾病，在很长一段时间中都是无药可治的，其后果严重，足可致命。在疾病进程中，病人身心两方面同时衰弱。有人这样描述当时的情况：梅毒或许是人类所面临的最可怕的疾病之一，得病就相当于被判了死刑，寿命最长可能只剩四年，通常更短。

梅毒感染经历几个阶段：初期表现为局部生殖器无痛性硬下疳；随后是出现全身症状的第二阶段，包括发热、手掌和脚底出现皮疹；经过一段时长不定的潜伏期后，可能进入第三阶段，这一阶段被称为神经梅毒发作期，病菌导致炎症，继而导致中枢神经系统的破坏，造成病人失明、痴呆和局部麻痹；晚期梅毒的症状被当时的人们残酷地戏称为"疯子的全身麻痹"。当时，对晚期梅毒病人的水疗、强制卧床、劳动疗法等手段，均未见明显效果。

15至20世纪，神经梅毒病人常常被边缘化。在疾病流行期，大量病人被强制送入收容所。20世纪初，精神病入院病人中有5%至10%是神经梅毒病人。

由于梅毒可以通过性传播，最终导致严重的后果，神经梅毒病人也被归为道德败坏的群体。

奥地利精神病学家朱利叶斯·瓦格纳-贾雷格（Julius Wagner-Jauregg）是采用发热疗法治疗神经梅毒的积极推广者。瓦格纳-贾雷格对发热的治疗效果早有耳闻，但一直没有深入研究，直到他接诊了一位丹毒病人。丹毒是由多种链球菌引起的皮肤和皮下组织感染，这种疾病的特点是发热，皮肤出现急速扩张的红斑，伴有疼痛和肿胀。这位因丹毒发热的妇女，同时患有精神疾病，而发热让她的精神症状有所好转。这让瓦格纳-贾雷格看到了发热疗法的可能效用。

从19世纪80年代起，瓦格纳-贾雷格开始尝试主动引起病人发热。起初，他给神经梅毒病人注入结核病人的体液，后又陆续尝试了伤寒与斑疹伤寒，但病人感染这些疾病后，发热对他们精神症状的缓解效果都不明显。

直到1917年，一名刚从巴尔干战争前线回来的、患有疟疾的士兵，被送入了瓦格纳-贾雷格所在的医院。瓦格纳-贾雷格决定不给这名士兵治疗疟疾，而是从他体内提取疟原虫给9名神经梅毒病人接种，其中6人的神经梅毒症状在经历疟疾引发的高热之后得到改善。在这6人中，一位瘫痪的37岁演员回到了剧院，一位职员和一位军官恢复了以前的生活。至此，通过"以病治病"的发热疗法，瓦格纳-贾雷格认为自己找到了治疗神经梅毒的良方。

瓦格纳-贾雷格的发现于1918年发表，很快这种"发热疗法"风靡全球，成为治疗神经梅毒的必备方法。在巴尔的摩、埃普瑟姆、塔拉哈西和布加勒斯特等地，都出现了专为神经梅毒病人提供发热疗法的机构，病人也普遍愿意尝试这种新方法，不再将这些机构看作隔离点或收容所。

疟疾发热疗法的治疗手段很简单，就是将疟疾病人的血液直接注射到梅毒病人体内，无论他们的血型如何。而疟原虫之外的病原体，如丙型肝炎病毒、巨细胞病毒，也可能在这些输血的操作中传染给梅毒病人。疟疾发作时，梅毒病人除了要承受医生们期待的有治疗梅毒效果的持续高热，还要承受其他伴随症状：贫血、黄疸、肾衰竭等。依所用疟原虫种类的不同，有些梅毒病人最终因疟疾而死亡。成功捱过发热疗法的幸运儿，经过十几次发热治疗，再服用一个疗程的奎宁去治疗疟疾，病情就会整体得到缓解。

在发热疗法的探索中，医生们逐渐发现一些致病力相对较弱的疟原虫，它们引起的疟疾危及生命的可能性较低。其优点是提供可靠、可反复的发热，容易用奎宁治疗感染，可通过蚊子传播。

发热疗法之前，晚期梅毒的公认疗法是"汞治疗"，也就是让病人接触剧毒的水银。相比之下，"疟疾发热疗法"便宜、见效快且副作用相对小。不难想见，瓦格纳-贾雷格的发热疗法很快成为治疗梅毒的首选方案。

一些医生也曾试着使用其他人工手段，来获取疟疾所致发热的效果。他们用电热毯、热水浴和"发热柜"让病人置身于来自外界的高温，但疟疾发热的功效胜过以上所有办法。

其中的原理想来也不难理解。外界高温并不能提高人体的体温调定点，接受高热疗法的病人，身体内部温度其实仍然保持在37℃左右，自然不能生效。

据统计，大约50%的神经梅毒病人通过发热治疗取得良好的疗效，他们的神经系统症状快速减轻，能够恢复正常生活。但也有不完整数据显示，所有接受发热治疗的病人中有15%死于疟疾感染及其并发症。

其实，疟疾对梅毒以及疟原虫对梅毒螺旋体的作用机制迄今仍不清楚。当时的一些医生提出，发热状态不利于梅毒螺旋体的生存，"疟疾就像煮沸人类的锅，把梅毒像小龙虾一样煮熟"。现代研究显示，要想杀死梅毒螺旋体，需要高于41℃的高温，且持续6个小时以上。这实际上远超大部分人体器官的承受限度。

然而，一些研究确实表明，发热疗法治愈神经梅毒概率最高的情况，就是让疟疾成功引起病人严重的发热。不光如此，发热的次数也不能少。

无论如何，利用疟疾引起发热来治疗神经梅毒，只是无数种疗法中的一次尝试。尽管效果不稳定，过程也痛苦，且有时代价高昂至丧命，但发热疗法给治疗神经梅毒带来的微小希望，在当时社会上已经足够掀起轩然大波。1928年，英国外科医生马尔（Meagher）这样评论道："在将疟疾应用于全身性麻痹症时，瓦格纳-贾雷格找到了我们都未能找到的关窍。"

由于发热疗法的成功，1927年瓦格纳-贾雷格摘得诺贝尔生理学或医学奖桂冠。他是当时唯一获此殊荣的精神科医生。

发热疗法代表了生物精神病学与精神分析理论对抗的第一次胜利。

与瓦格纳-贾雷格同时代的西格蒙德·弗洛伊德，主张用精神分析的方式追溯精神疾病病人的病因，并对此加以治疗。当时的大多数人都很认同弗洛伊德的理论。但瓦格纳-贾雷格的发热疗法让许多人转而支持生物精神病学，认为精神病需要通过对病人身体的影响来治疗。弗洛伊德的理论在这些人看来纯粹是纸上谈兵。

然而在今日的视角下，或许弗洛伊德要比瓦格纳-贾雷格知名得多。可见人类对治疗一事的探索，也是要螺旋发展上升的。

瓦格纳-贾雷格的成果，将精神病学乃至整个医学学科推入了新的时代。直至今日，医学上仍有部分"以毒攻毒"的理念。能够侵蚀细菌的病毒——噬菌体，在伤口感染和败血症的治疗中有所应用。从这个角度来看，用一种疾病来对抗另一种疾病，似乎也不是那么愚昧古怪。

发热疗法也促进了对疟疾及其传播途径、治疗方法的医学研究。人类开始重视对疟疾和蚊子的细致实验，这种思潮催生了许多研究，甚至催生了第一个专门长期研究蚊子的实验室，当然也孕育了众多科研成果：人类对各类疟原虫的识别和区分；各种疟原虫的应用；疟疾对人体免疫的增强效应与特定种类疟原虫的关联；蚊子的生物学行为及其传染疟疾的机理；从奎宁到新一代合成药物的药效测试；等等。可见，发热疗法的胜利，使疟疾和蚊子成为当时生物学和医学的研究重点。

医学史如果缺少了这一特殊章节，人类对疟疾和蚊子的认知可能会存在巨大的空白。发热疗法在现代已不再流行，但它仍在传染病、精神病学和寄生虫学领域留下了不可磨灭的印记。与之相对的，瓦格纳-贾雷格的研究也打开了精神疾病治疗的"潘多拉魔盒"，一系列压力治疗法相继出现，如电击疗法；或通过注射胰岛素治疗癫痫发作。

在第二次世界大战中，亚历山大·弗莱明意外发现了青霉素，发热疗法瞬间受到冲击。由青霉菌产生的抗生素迅速成为治疗细菌感染的首选，发热疗法很快成为过时的治疗方法。遗憾的是，瓦格纳-贾雷格未能亲眼看到这种医学上的突破。青霉素对医学的重要价值，也再次体现了微生物疗法的潜力。

最后值得一提的是，瓦格纳-贾雷格本人，在道德上并不值得赞扬。他对发热疗法的研究，大部分是在隐瞒公众，甚至不告知病人，全权私自决断的情况下进行的。

发热本质：利弊并存

发热能成为一些疾病的疗法，体现出其对人体的有益作用。究其根本，发热原本就是人体对抗感染或其他疾病的生理反应。

首先，发热能够强化免疫响应。随着体温的升高，一些免疫细胞，如巨噬细胞和T细胞，活跃度有所增加。这让它们得以更有效地定位和消灭病原体。体温升高也能让免疫活性物质更快地到达感染部位，加速机体对病原体的消除。

其次，发热也能限制病原体的生存。大多数细菌和病毒都有理想的生存温度范围。当体温上升到一定程度，这些病原体的生长和繁殖就可能被抑制。这也是大多数人对发热疗法为何有效的解释。自然的"热处理"抑制了致病微生物的增殖，也为免疫系统争取了时间。

最后，发热还能够激活人体的一些生物调节机制，包括细胞修复、蛋白质的合成和某些代谢途径的激发。这些都有助于人体更快恢复健康，加速组织的修复和再生。研究表明，如锌等一些微量元素，在生物体内的活动，受生物体温的影响；体温升高时，锌元素相关物质的合成和转运都加快，这也是发热一定程度上有助于身体战胜疾病的一种可能解释。

虽然发热在一定程度上对人体有益，但过高的体温水平或持续的体温升高无疑会对人体造成负面影响。适度的发热可以视为身体的防御机制，过度的发热则需要及时干预和治疗。当儿童发热至38℃以上，成人发热至38.5℃以上，医生通常会建议服用退烧药。通常，身体的直观感受更可靠，若体温稍稍高于临界指标而并不觉得不舒服，可以先不吃退烧药，再观察一段时间；若体温低于此但已经开始头痛，吃片退烧药也是合适的。当然生病发热一定要听医生的指导。

体温过高时，身体会有诸多损伤表现。

高热会增加人体脱水的风险。体温升高时，皮肤的血流量增加，以散发多余的热量。特别是升温后的退热阶段，人体为了散发热量而大量出汗，汗液带走体内的电解质，有可能导致脱水，造成一系列问题，如头痛、口干和尿量减少。因此，有人说发热时不应该捂汗。试想，身体正在努力调节，让体温回落到合适的状态，而病人却用厚厚的棉被不让热量散去，这种"拧巴"肯定会让身体更加难受。可惜细胞没办法直接表达自己的心情，只能在主人的不配合中加倍努力工作。当然，这也不代表发热时就应该"尽量给自己降温"。随着体温升高，身体代谢率也会增加，营养消耗得更快，病人会感到疲劳和虚弱。

发热会加快心率，因为心脏需要更努力地工作，以保持足够的氧气供应，满足高强度工作的细胞的需求。对于已经有心脏问题的人来说，这可能会加重原有症状或增加并发症产生的风险。持续的发热和出汗也可能导致电解质失衡——大量的汗液会导致钠和钾的丧失，进而引起一系列电解质失衡的反应，如心律不齐、肌肉痉挛等。在因发热大量出汗时，应该及时补充电解质，喝点淡盐水是简单有效的方法。

生物的生理反应有其合理性，只是调节机制有时不那么强效。一般发热时，应当注意适当保暖，防止再次着凉；时刻关注自己的身体状态和精神情况，不要独自一人直接睡下，以免发现不了可能的高热昏迷；多喝水，在适当的时间服药；虚弱时注意多补充营养。对于普通的发热，做好这些基本就可以了。

若体温持续居高不退，就要尽快去看医生。过高的体温可能对大脑产生直接的损害。中枢神经系统功能受损可能导致谵妄、癫痫发作或其他认知和神经功能障碍。

对6个月至6岁的儿童来说，还要提防发热导致惊厥。惊厥是指儿童发热时，由于大脑突然、过度的电活动导致的暂时性的意识丧失和肌肉抽搐。儿童患上流感、中耳炎、肺炎或腹泻等病时，有可能出现较为剧烈的发热，体温升高得也很快，在发热过程中就有可能惊厥发作。通常，这种抽搐只会持续较短的时间，也很少是全身性的，可能只涉及一条胳膊或一条腿，24小时内也基本不会反复发作。大多数惊厥不像一些家长想象的那样可怕，也不会导致长期的健康问题，但如果惊厥反复、长时间发作，就需要去医院做进一步的检查和治疗。

总而言之，发热是人体对疾病发生反应的一种信号，高热和长时间反复发作的发热一定要及时就诊。

以上的一个个故事，基本解决了"发热是什么"的问题。那么接下来就要聊聊如何退热了。医学对于退热的探索自然也是艰辛而辉煌的，本书后面的内容将对此有更加详细的介绍。此处，先来看看现代的医生们如何诊断发热、如何打退发热。

发热因由：诊断在先

退热，面临的首要问题是确定病人究竟为何发热。

发热的原因实在是太多了。首先要判断病人发热的原因，诸如是中暑导致的体温升高，还是真正的发热。确认是疾病引起的发热后，就要结合医学手段进行细致诊察了。

如果有人疑惑为什么需要仪器出马，先来简单看看可能导致发热的疾病都有什么吧。前文提到过我国康子铮和吴宝瑜撰写的《发热疾病的诊断与鉴别诊断》，该书的第四章"常见发热的诊断依据"中满满当当地列出24小节，每节都记录了一种需要与其他情况鉴别的发热原因。即使不考虑该书出版于1977年，医学上对疾病诊断至今又有很大的发展，仅根据这本书涉及的内容，医生们就需要在这将近300个条目的长长的单子中精确地找出病人发热的病因。因此，借助科学的检验方法，就十分必要了。

方法由简至繁，首先是病史采集与体格检查，也就是问询病患经历、检查生命体征和身体各部位的状况。这些方法最基本，也至关重要，涉及对病人的直观观察和评估，能够让医生对病人的健康状况有一个初步印象。很多时候，医生可以在这个过程中对发热的原因有简单的猜想。事实上很好理解，病人每回答一个相关问题的"是否"或"程度"，医生都要相应地排除一批原因。这里需要谨慎地措辞，因为有时医生并不能尽信病人的描述。这并非因为病人对医生不实言，而是病人有时不经意地忽略了疾病的重点。询问到伴随症状的信息，可能就能发现发热热型相关特征，比如说病人发热是"忽冷忽热"还是"止不住地高热";在此基础上,辅以其他基本生命体征的检查,比如心率和血压的测量。这些基础信息的搜集,可以让医生对病人的病情有初步的判断。这样一来,医生就可以更加准确地指导病人进行必要的后续检查。

对于一些复杂的疾病,医生会指导病人进行实验室检查和影像学检查。

实验室检查一般指从病人身上采集样本,如血液、尿液、组织或其他身体成分,然后在特定的实验室环境中进行分析。分析的目的是寻找疾病的生化、微生物学或细胞学证据。

血液检测中,医生通常关注细胞的数量和类型,如红细胞、白细胞和血小板,以及其他因子如血红蛋白、电解质、酶等化学物质。这些指标有助于诊断各种疾病,从贫血到感染,再到某些代谢疾病。尿液测试可以揭示泌尿系统的问题,同时也可以检测到多种不同的代谢产物。

除了生化和细胞学测试,微生物检查也占据了重要的诊断地位,主要检测和识别导致感染的细菌、病毒或其他微生物。这些测试通常需要对样本进行培养,以观察和辨别导致疾病的特定病原体。

组织活检涉及从病人体内取出样本组织进行微观检查,以确定病人是否存在炎症、癌症或其他病状。这些组织样本会经过染色,在显微镜下进行分析。

发热疾病的实验室检查为医生提供了全面的视角,来查看病人的身体状态。这些测试的结果,与医学影像、病史和临床体检一同构成了对疾病的完整描述。实验室技术人员的精湛技术和先进的设备保障了检测结果的准确性,为有效的后续治疗奠定了坚实的基础。

影像学检查是医学领域的另一种强大工具，利用各种技术捕捉身体内部的图像，使医生能够查看并评估病人的病灶位置和性质。

传统的X射线技术是最早的影像学方法之一。借助短波射线穿透病人身体并在胶片或数字接收器上产生图像，医生可以查看骨骼和某些组织的结构。随着技术的进步，现代影像学检查囊括了许多复杂技术。例如，超声波技术利用高频声波在身体内部产生回声，生成器官和组织的图像，这在心胸、腹部、甲状腺等部位的检查中很有价值。

计算机断层扫描（CT）结合了X射线技术和计算机技术，能生成身体的横切面图像，提供比传统X射线技术更清晰、更详细的视野，对骨骼病变和一些类型的出血（如颅内出血）的检测效果佳。

磁共振成像（MRI）是成本更高的检查方式，使用强磁场和无线电波来产生身体各部位的高分辨率图像，对人体没有辐射的危害。比起CT，MRI的特点是能更加清晰地显示软组织，如脑、肌腱和韧带的情况。

放射性核素扫描则涉及给病人注射或口服放射性物质，然后使用特殊的仪器检测和映射在身体内的放射性分布，从而得到关于器官功能和结构的信息。这种方法在胃肠疾病、心血管疾病和泌尿系统疾病的检查中尤其重要。

在复杂病情中，发热可能涉及内脏器官的功能变化。影像学检查是诊断、监测治疗进展和计划手术等环节中不可或缺的一部分。在不断进步的医学技术支持下，影像学的未来具有无尽的可能性，技术的进展也将为发热疾病带来更深入的研究与更好的诊疗效果。

退热策略：治标治本

一年四季，人们的身体都可能突遭发热疾病的侵袭。好在今日的医学发展，让发热已不再那么可怕。

发热时怎么办？大多数人都能回答一句"吃退烧药"。但退烧药是如何退热的？其发展又经历了怎样的过程？历史上众人的探索大致可分为这样的两种思路：对症，治本。

对症退热其实并不是直接对抗引起发热的"真凶"，而是主要瞄准身体的高热反应——毕竟，有些疾病本身或许并不会带来过于严重的后果，但持续的高热在历史上很长一段时间都是疾病致命的主要因素。

现代人服用退热药，如泰诺或布洛芬，可以缓解因体温上升引起的不适。这类药物主要通过影响大脑的温度调节中枢来发挥效果。如果只是轻微流感或普通感冒导致的发热，对症治疗确实是个好选择。但历史上有太多不能自愈的疾病，如前面介绍过的鼠疫、天花。

要彻底解决发热问题，最终还是需要根治疾病。人类花了数千年不断寻找疾病的源头，也曾无数次自认为找到了"真相"。

在古代，人们普遍认为疾病是由诸如上天的惩罚或邪气、恶灵入侵等超自然因素导致的。随着时间的推移，各种理论陆续出现。古希腊时期，希波克拉底提出了四体液学说，他认为人体内四种体液的平衡决定了一个人的健康状态；若四体液失衡，则会导致疾病。

然而，真正关于微生物与疾病之间关系的发现要追溯到19世纪，德国微生物学家科赫确立的"科赫四原则"证明了细菌与特定疾病之间的关系。他对结核分枝杆菌和霍乱弧菌的研究为现代微生物学奠定了基石。19世纪，法国微生物学家巴斯德通过实验，证明了微生物是引发腐化和疾病的主要原因，从而推翻了"自然发生论"（Spontaneous Generation）。自然发生论是一种古老的信念，认为生命可以从无生命的物质中自然产生。例如，人们曾经相信苍蝇可以从腐肉中自生，老鼠可以从腐烂的谷物中自生。巴斯德的工作为后来的无菌技术和疫苗研发打下了基础。20世纪以后，随着生物医学研究的逐渐深入，人们对疾病本质的认识才越来越清晰。

绝大多数情况下，对症治疗和治病方法其实并不冲突，往往可以同时进行，确保病人获得最优的治疗效果。退热远不止是简单的降温，它涉及人类对身体自我保护、药物作用原理的理解，以及如何妥善应对各类健康问题的思考。本书后续的章节将帮助读者对退热有更深入的了解。

第九章　退热疗法

提起治疗发热，会有各种各样的药物治疗方法，但是人类的先辈在几千年前是如何对付发热的？他们又是如何发现这些退热方法的？

在漫长的历史中，人类认识发热的过程也是与发热斗智斗勇的过程。从使用冷水缓解发热，到将希望寄托于巫术，再到发明各种各样的退热疗法，包括泻下、利尿、发汗甚至放血，其中有些疗法直到18—19世纪还在使用。

本章旨在帮助读者了解人类使用的退热疗法，感受人类的智慧和医学的进步。

放血退热法

最古老的医学知识来自经验，经验医学来自人甚至动物的本能。例如，动物常常用冷水缓解发热，人类也采取这种方式退热，但是这种治疗方法对于高烧病人来说收效甚微。巫术医学是早期医疗的一种形式，在巫术医学时代，人类相信超自然力是导致疾病的原因，人们试图使用超自然的方法与病魔进行抗争。由于巫术医学时代，人们信仰鬼神传说，巫医常用符咒进行治疗。

放血疗法是一种通过放血达到预防和治疗疾病目的的治疗方法，其历史可以追溯到约3000年以前。作为人类最初的医疗手段，放血疗法曾在世界多地被人们使用，包括古希腊人、美索不达米亚人、古埃及人等。一开始，人们只是发现一些生病的人在不小心被划破流血后病居然好了，于是把放血当作一种有效的治愈方法。后来，人们观察到自发的鼻出血、妇女月经等现象以及有些人划破流血后，身体的不适症状得到了改善，于是认为出血对人们的身体有益，这给了古人发明放血疗法的灵感。

在巫医盛行的时期，放血疗法又被赋予了新的意义。巫医认为疾病是由超自然因素引起的，而放血可以驱除附身的魔鬼或者体内的恶魔，达到治疗疾病的目的。最早用于放血的工具包括自然界中能找到的所有带尖的东西，如棘刺、木棍、骨头、石块、贝壳及鲨鱼牙齿。随着人类智慧的增长，出现了经过加工的放血工具，在南美洲、新几内亚、希腊和马耳他等地发现了外形类似于微型弓弩的放血工具。公元前1400年出现了描绘利用水蛭放血的壁画。

在中医里，放血疗法首次记载于汉代的帛书《脉法》，主要是用砭石治疗痈肿。《黄帝内经》162篇文章中有46篇对刺络疗法进行了论述，并详细阐述了刺络放血疗法的理论和临床应用。其认为放血治病的机理就是通过祛除病血，祛邪以复正，并认为放血疗法可治疗五脏病、六腑病、经病、络病或杂病，如疟疾、癫狂等。《灵枢·九针论》中还提到锋针放血可以起到泻热的作用。除了传统中医，在少数民族（包括藏族、蒙古族、苗族等）的医学发展中也可以看到放血疗法的身影，它在治疗热性病症中发挥着较大的作用。

希波克拉底

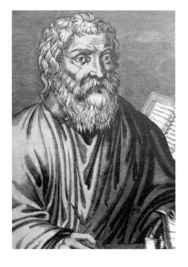

在其他国家，放血疗法也有着悠久的历史，包括以古希腊医学为代表的欧洲传统医学中的放血疗法、古印度阿育吠陀中的放血疗法，以及阿拉伯医学中的放血疗法。

西方古代医学中"放血疗法"的初步发展离不开两位伟大的医学家——希波克拉底和盖伦。希波克拉底为早期的西方放血疗法提供了理论基础——四体液学说。作为西方"医学之父"，希波克拉底在经过细致的临床观察后，认为疾病不是一个人体局部的现象，而是体内四种液体平衡的紊乱，并且他认为通过放血等方法可以帮助人体自然治愈。《希波克拉底文集》中对放血疗法的记录寥寥，仅有约70条与放血疗法有关的记载。例如，《流行病》第三卷中记载了某女性发热后，在其手臂上进行放血治疗，这名女性出血以后即痊愈。希波克拉底主要论述了放血疗法的实施条件和操作过程，并没有论述其具体的治疗原则。例如，他认为施行放血之前的准备工作非常必要，所以建议在对眼部进行放血之前，要给病人饮用适量的纯葡萄酒，并洗热水浴，目的是让病人血脉膨胀，从而有助于放血。

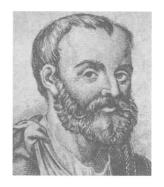

盖伦

希波克拉底的放血疗法实践被卡利斯托斯的戴俄克勒斯（Diocles of Carystos）和普拉萨哥拉斯（Diocles of Carystus）发扬光大，且影响了解剖学家赫罗菲勒斯（Herophilus）。赫罗菲勒斯主张，在疾病发作的第5天以后不可使用放血疗法，感冒病人也不可放血，体液过剩时以药物清洗退热为佳。与他同时代的埃拉西特拉图斯（Erasistratus）则认为，灵魂存在于血液中，因而对放血疗法持坚定的反对意见，他主张用以控制饮食为主的养生法取代放血疗法。关于放血疗法的意见分歧引发了漫长而激烈的论战。

盖伦是古希腊时期最著名且最有影响力的医学家，是继希波克拉底之后的医学权威。他一生致力于医疗实践、解剖研究、写作和各类学术活动，他在解剖学、生理学、治疗学上取得的成就在16世纪以前的西方无人能及。他师承希波克拉底的学说，并融入自己的解剖发现。盖伦认为：血液产生后被机体利用并耗竭，血液并不循环而在四肢末端瘀积下来；体液失衡是疾病产生的基础，在四体液中血液是最重要的并起主导作用。因此，盖伦十分推崇放血疗法，认为放血疗法几乎适用于所有疾病。

盖伦在放血疗法的实践中记录了丰富的案例。例如，他记述了为一个郊区财主的管家进行放血治疗的案例。病人面临失明的危险，盖伦在对病人的身体进行认真的观察后，认为病人年轻且血液旺盛，并且其眼部还没有任何溃疡，尽管其炎症甚为严重并且眼皮松弛厚重；病人的一只眼睛上已经有斑块，随着视力微弱，疾病日益恶化，炎症加重，排泄功能也每况愈下。因此他采用了放血疗法，在第5小时的时候放出3磅血，第9小时的时候放出4磅血，放血后，病人身体明显通畅许多。盖伦第二天又采取了药酒擦拭和沐浴的治疗方法。第三天，病人的眼睛就已经脱离了炎症，可以自由闭合。在这个案例中可以看到盖伦对放血疗法的灵活应用，在放血前会认真观察病人的病史和症状，采取循序渐进的方法排血，并且采用沐浴等治疗方法辅助治疗。

对于发热，盖伦认为导致发热的原因不止一种，其中常见的是阳光、愤怒、劳累、产热食物或者饮料导致的身体过热，或者是皮肤毛孔受阻时蒸腾作用不足导致热量散发效率降低，其余的发热则是由炎症导致的，而炎症是由于体内的残留物或排泄物滞留导致的。因此，盖伦主张放血是最安全、最有效的治疗发热的疗法。

盖伦放血疗法的实践使他的放血疗法在罗马时期推广开来，越来越多的人开始接受并使用放血疗法，这对后世医生放血疗法实践产生了深远的影响。

中世纪早期，由于古典文化在战争摧残和宗教排斥的双重压力下趋于没落，古典医学也陷入低潮，只有修道院保存着古代医书的残简断篇。中世纪早期的医学也很大程度上接受了古典的放血疗法。例如，塞维利亚主教伊西多罗（Erasistratus）对疾病的认识与希波克拉底和盖伦一致，他认为疾病是因为四体液平衡紊乱而产生的。此外，创作于中世纪早期的医学名著，包括《放血术》《希波克拉底放血术》《放血必知》等都是在吸收古典放血疗法基础上进行的创新，阐述了选择放血静脉的重要性以及如何通过血液的颜色来判断病人的预后。

虽然中世纪早期的医学并未取得突破性的进展，但是医学的发展不曾间断，直到中世纪盛期，在多种因素的作用下，放血疗法发展到了鼎盛时期。

第一个因素是萨莱诺医学的发展。在11世纪末至12世纪初，得益于得天独厚的位置，意大利南部的萨莱诺聚集了西欧僧侣、阿拉伯人和拜占庭人等，他们的交流促进了古典思想的发展，使萨莱诺大学声名鹊起，发展成为医学教育中心。萨莱诺医学继承了希波克拉底和盖伦的医学思想，保留了古典时代医学的本质。除此之外，放血疗法实践也在萨莱诺大学进一步发展，不仅出现了许多创新的观点，同时也变得更加体系化。例如，阿奇玛赛乌斯（Archimatthaeus）解释了切开静脉的位置及原因，而加里奥庞图斯（Gariopontus）、特罗图拉（Trotula）等人则归纳出更简明有效的放血实践疗法，这类方法记录在《萨莱诺健康法则》一书中。该书讲述了放血疗法相关的内容，包括理论基础、放血具体时间、放血所需材料以及具体实施细

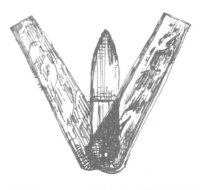

柳叶刀

节等。

　　第二个因素是放血疗法在普通民众中得到推广。中世纪时期，受到宗教的影响，人们认为接触血液或其他体液是不洁净的，因此医生不屑于从事放血操作，从而使放血疗法走入民间，由理发师担任这一职责。1163年，罗马教皇亚历山大三世开始禁止僧侣和教士从事放血活动，并任命理发师兼任这一职责。所谓的理发师-外科医生的职业由此兴起，理发店成了放血疗法的主要场所。理发师用的刀和人们对放血的热情，谱写了一段西方医学史，外科学也从理发店发展而来。其中标志性的人物就是16世纪的法国理发师巴雷（Ambroise Paré），他后来被誉为"外科之父"。理发师们发明了一整套的放血操作规程和工具，其中放血疗法的双刃刀具叫"柳叶刀"，英国著名的医学杂志的名称《柳叶刀》（Lancet）就是来自于此。

理发店门口柱
状标志

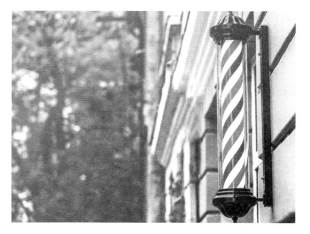

　　理发师们用柳叶刀或水蛭放血、切开脓肿、做截肢术，同时也理发，剃须碗也用于盛放放出的血液。从理发店红蓝白条纹相间的柱状标志中可以感受到当年的理发师是如何喜欢放血，红色代表流动的动脉血

液，蓝色代表流动的静脉血液，而白色代表止血用的绷带，放血时病人握着的就是那根柱子。

第三个因素是"翻译运动"带来了古典医学的复兴。中世纪盛期，不少以阿拉伯文、希腊文形式保存下来的古典医学著作重新被翻译成拉丁文，还有一些由阿拉伯、拜占庭和犹太学者在西方古典医学影响下创作的医学作品也被翻译过来。例如，非洲的康斯坦丁（Constantine Africanus）翻译了大量文本，其中有几本关于放血疗法的论著，最重要的是阿里·伊本·阿巴斯·马尤斯（al-Magusi）所著《医学全书》，此书是阿拉伯世界最卓越的医学百科全书之一，流传于12世纪初。书中有两章关于放血的记述，主要论述了切口的方向、放血量、安全性提示，并列出了利于放血的静脉。12世纪末，活跃于西班牙托莱多的阿拉伯语科学著作翻译家杰拉德（Gerard）将阿拉伯作家阿维森纳（Avicenna）的代表著作《医典》（*Canon of medicine*）译成拉丁文。《医典》在很长的一段时间内被当作医学指南，记录了放血疗法的定义、适应症、禁忌症、放血时间以及具体放血程序，被当时的医学院校用作教学材料，深刻地影响着西方医学界放血疗法的发展。

总之，中世纪早期，放血疗法的理论和实践都延续了古典时代的体系。到了中世纪盛期，多种因素进一步促进了放血疗法的发展，特别是"翻译运动"不仅将希波克拉底和盖伦关于放血疗法的思想重新带回西方，还带来了伊斯兰文化影响下的各类医学书籍，这些医学书籍极大地丰富了西方医学知识的储备。在这些新思想的影响下，放血疗法获得了发展，关于放血实践的描述也变得更加详尽。

中世纪之后，治疗学的进步并不明显。对于很多疾病，人们还是没能找到有效的治疗方法，人们抱着治总比不治好的心态继续使用放血疗法，此时放血疗法带来的安慰效果已经远远超过它真正的治疗效果，人们把它广泛地应用于治疗各种疾病甚至预防疾病。

直到19世纪上半叶，英国健康的成年人大多会选择通过规律地放血来保持健康。放血疗法的广泛应用也加快了放血工具的更新速度。其中，弹簧柳叶刀于1719年出现，与之前的

弹簧柳叶刀

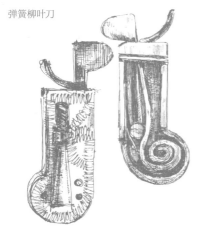

划痕器

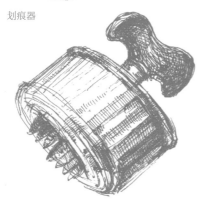

工具相比，它是通过调整弹簧的压力刺破血管使其出血，能较好地控制切口的深度。还有一种常用工具——划痕器，约在1708年至1719年间出现，类似在一个金属盒里安装12—16个刀片，并有一个钢化弹簧，弹簧能够同时释放所有刀片，以便在皮肤上同时出现多个切口，这样可避免屡次切口的麻烦。划痕器的放血量较小，常配合使用拔罐或水蛭疗法，以增加吸力，更好地释放多余的血液。

除此之外，水蛭放血法在欧洲也十分流行，几乎欧洲每一家药房都会有一罐水蛭用来放血治病。水蛭放血的流行也导致19世纪上半叶整个西欧的水蛭几乎被捕捉殆尽，其风靡程度可见一斑。那么水蛭放血如此流行的

原因是什么呢？主要原因是水蛭不是人类寄生虫的中间宿主，不会给放血者带来疼痛，而且一旦吸足血后，水蛭就会自动从皮肤脱落。准确地说，放血疗法在19世纪上半叶依然处在鼎盛时期，上至国家元首，下至平民百姓几乎都把放血疗法看成医学保健的良方，老百姓家中放血的器物可以作为传家宝传给后人，商人饲养的水蛭也可以带来财富。

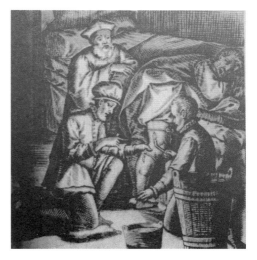

水蛭吸血

　　极盛之后便是下坡路，在放血疗法盛行的时期即18世纪末19世纪初，因为一些医疗事故的出现，欧洲人开始对放血疗法提出质疑。从19世纪中期，放血疗法开始逐渐走向衰落。

　　1799年12月的某一天，美国第一位总统乔治·华盛顿（George Washington）骑马巡视种植园回来，感到喉咙疼痛，几天后病情加重，呼吸困难。原本最佳的治疗方法应该是气管切开术，但是由于当时的气管切开术还不成熟，加之华盛顿本人十分信赖放血疗法，因此他选择放血治疗。但是令人没有想到的是，经过多次放血，华盛顿去世了。据统计，当时华盛顿几乎放了2500毫升的血液，现在人们推测他可能死于失血性休克。当时的人们听到华盛顿去世的消息更加质疑放血疗法的疗效和安全性。

　　19世纪初期，霍乱、瘟疫、流行性感冒等急性传染病在欧洲流行。很多采用放血疗法治疗的传染病病人，在接受治疗不久后相继死亡。人们逐渐意识到，这些疾病的特点是对身体机能有抑制作用，因此人们认为疾病是对人体的一种抑制性影响，而放血会加重这种抑制作用。这也加重了人们对放血疗法的质疑，很多医生开始不再相信放血疗法。

在放血疗法面对公众质疑的同时，也有医生提供了放血疗法无效的证据。华盛顿去世后不久，一位名叫亚历山大·汉密尔顿（Alexander Hamilton）的英国医生采取科学的手段研究放血疗法的疗效，他将366名患病的士兵平均分成3组，一组病人接受放血疗法，另外两组接受其他方法治疗，其他条件基本相同。结果显示不放血的两组分别有2例和4例病人死亡，而接受放血疗法的一组有35例病人死亡。显然，这一结果给了放血疗法沉重的打击。

19世纪初，法国医生也发表声明，放血疗法对治疗肺炎和其他发热疾病完全无效。其中，"现代流行病学之父"皮埃尔·查尔斯·亚历山大·刘易斯（Pierre Charles Alexandre Louis）利用大样本随机对照试验方法证明了放血疗法在大多数情况下是无效的，这一结论引起了医学界的剧烈震荡。

但是直到19世纪40—50年代，放血疗法的支持者和怀疑者之间仍然存在着激烈的争论。1856年在爱丁堡爆发了一场有关放血的激烈争论，一方是以约翰·班尼特（John Bennett）为代表，他曾在1855年发表演讲，强调目前肺炎死亡率的下降与放血疗法的减少有密切的关系，此结论强烈地否定了放血疗法；另一方是以苏格兰一所医疗机构的院长威廉·艾利森（William Allison）为代表，他引证了一些临床案例为放血疗法辩护，证明了放血疗法的有效性。尽管艾利森在这场辩论中获得了最后胜利，但是班尼特提出的有关病理、生理等的新观点加速了放血疗法的衰败。

20世纪以后，抗生素逐渐替代了放血疗法，成为治疗感染的常规用药。同时，随着微生物导致疾病的观念深入人心，人们对疾病治疗方法的探求也不仅仅停留在解决红肿发热，而是探索如何从病因入手根治疾病。在西方流行了2000多年的放血疗法逐渐消失在历史舞台上。

西方放血疗法经历了从发展到鼎盛，再走向没落的过程。虽然现在西方放血疗法已经被抛弃，但不可否认的是，放血疗法曾经被长期作为有效的治疗方法而使用。与之相反，中国传统医学中的放血疗法，因其往往有明确的禁忌和放血量的限制，经受住了时间的考验流传下来，至今仍然用于治疗一些疾病。

树皮退热法

在谈到金鸡纳树皮之前，要先谈一谈疟疾。疟疾在几千年前就已经出现，在历史的长河中，有无数人死于这种疾病，其中不乏历史名人。但是在地理大发现之前，人们一直没能找到一种有效的药物治疗疟疾，直到后来人们在美洲发现了天然抗疟的金鸡纳树。

感谢大自然的恩惠，美洲的土地上生长了一种天然抗疟退烧的金鸡纳树。树龄十年以上的金鸡纳树皮含有丰富的奎宁，而奎宁就是抗疟的特效药，对间日疟的疗效尤其好。根据记载，前哥伦布时代的印第安人已经在实践中使用金鸡纳树皮治疗疟疾，秘鲁印第安人在身处潮湿之地感到寒冷时，会饮用金鸡纳树皮浸泡的热饮抵抗寒冷。印第安人是如何发现金鸡纳树抗疟的秘密呢？原因莫衷一是，流传着许多传说。有人说是因为秘鲁人看到美洲狮患了热病后，会啃咬此树的树皮完成自救，他们推测此树树皮可以退热。也有传说是一个印第安人患了疟疾，发热口渴，他爬到一个池塘边喝了很多水。池塘的水虽然很苦涩，但是喝完水后，这个人的病情减轻了许多。该病人仔细观察后发现，池塘边长了许多同样的树，树根都浸泡在池塘里，于是便认为是这种树救了他。这种树就是金鸡纳树。所以，金鸡纳树皮就被认为是治疗疟疾、退热的有效药物。

据记载，欧洲人发现金鸡纳树的作用要远晚于印第安人，那么哥伦布完成大航海后，金鸡纳树皮是如何从美洲传到欧洲，并在欧洲大范围传播的呢？据传，当时居住在利马的西班牙驻秘鲁总督夫人罹患疟疾，总督府的医生用尽了各种办法都没有奏效，于是总督夫人冒险采用了当地的土方法——金鸡纳树皮。总督夫人喝下混着金鸡纳树皮粉的葡萄酒后，病情逐渐好转并最终痊愈。到了1640年，总督夫人带着许多金鸡纳树皮回到西班牙，用这些树皮治疗了庄园内患有疟疾的人。从此，金鸡纳树皮的声名远扬。

瑞典大植物学家卡尔·冯·林奈（Carl von Linné）为了纪念这位总督夫人，在1753年出版的《植物种志》中就以总督夫人的姓氏"Chinchón"为该树命名，中文译音为"金鸡纳"。然而，林奈在对该树命名的时候不小心拼错了，漏掉了一个h，写成了"Cinchona"。尽管后来有人（如1778年有两位西班牙植物学家，还有一位英国植物学家）要求将它改正，但1886

年，国际植物学大会讨论后决定将错就错，不再更改，故"Cinchona"的命名沿用至今。有趣的是，据1941年哈吉斯考证，总督夫人并没有患过疟疾，而且在返回西班牙途中就不幸去世了。不过相关记载证明，当时西班牙驻秘鲁的总督在利马期间患过疟疾，并且有幸康复，所以他们当时在秘鲁应该也用了金鸡纳树皮治疗。

不论是以何种方式，通过哪些人的传播，总之17世纪40年代前后，金鸡纳树皮从美洲传到了欧洲。之后，教皇英诺森十世身边的西班牙籍红衣主教德·鲁果（de Lugo）染上疟疾。幸运的是，他的同胞从美洲秘鲁带回了金鸡纳树皮，煮后的树皮水成为奇药，红衣主教的疟疾得以治愈。红衣主教指示教皇御医和收治有疟疾病人的罗马圣灵医院的医生，仔细研究秘鲁树皮的药用成分和对疟疾病人的疗效。奉命行事的西班牙籍御医丰塞卡（Fonseca）发现树皮中含有许多能退烧的有效成分，并且对人没有危害，临床疗效也十分不错。因为教皇御医们的结论颇具权威性，使得怀疑、抵制金鸡纳树皮的欧洲医药界态度有所改变。为了促进人们对这种新药的了解，红衣主教在征得教皇同意后，向平民发放金鸡纳树皮，这种神奇的新药也逐渐在平民之中流行起来。

金鸡纳树皮在欧洲被接受的过程并不是一帆风顺的，原因主要有两个：第一个原因是一些名人在使用金鸡纳树皮后效果不好，名人效应导致很多人难以接受金鸡纳树皮。例如，1652年，奥地利大公利奥波德（Leopold）患上了三日疟。御医用金鸡纳树皮给他治疗并很快治愈，但一个月大公后疟疾复发。这时他本应继续服用金鸡纳树皮药粉并加大剂量，但大公感觉受到了冒犯，竟斥责金鸡纳树皮是假药，并命令他的御医写了一本小册子《揭露出自美洲新世界的退烧药粉》。这本小册子于1653年出版，用于告诫他的臣民不要使用这种不靠谱的药物。第二个原因是红衣主教等人的宣传引来了天主教徒的不满和抨击，这种不满和抨击阻碍了金鸡纳树皮的传播和推广。

大约在17世纪60年代，欧洲医学界对金鸡纳树皮的研究和接纳促进了金鸡纳树皮在欧洲的传播。直到1682年，塔尔博尔用他的复方合剂为英国国王查理二世治好了疟疾，被国王赐予"医生"（Physician）名号。政界顶层对金鸡纳树皮的接纳进一步使其成为被广泛接受的治疟良药，并且进入了各种欧洲国家药典，包括英国官方的伦敦药典。

十余年后，中国的康熙皇帝也患了疟疾，而且病情严重，宫中的御医近乎无计可施，这时恰有传教士进献金鸡纳树皮。樊国梁《燕京开教略》中记载："法国之王类斯第十四世，欲于中国传扬圣教，并访查民情地理，以广见闻，特派本国耶稣会士8人……于1685年8月8日启程，至1688年2月抵华。"在耶稣会士拜访清朝之际，1693年，康熙皇帝罹患疟疾，耶稣会士进献了金鸡纳树皮作为药物治疗。康熙皇帝一开始不了解其药性，先命四位同样患有疟疾的人试验此药，病人都痊愈了，之后又命四位大臣服用少许金鸡纳树皮，以证明其无害。最后，康熙皇帝服用此药进行治疗，几日后便痊愈。康熙皇帝为感谢耶稣会士的忠诚，特赏赐他们皇城西安门内广厦一所并赐名为救世堂。自从康熙皇帝的疟疾被治愈后，金鸡纳树皮作为灵丹妙药在中国传播开来。

康熙皇帝在使用金鸡纳树皮后，十分相信金鸡纳树治疗疟疾的奇效，于是他将这种药推荐给朝中的大臣。《红楼梦》的作者曹雪芹的祖父曹寅就曾托人向康熙皇帝求药。《文献丛论》有这段史实的记载，大意是：清康熙五十一年（1712），李煦上奏称江宁织造曹寅罹患疟疾，虽已经服药治疗，但身体仍然没有好转的迹象。听闻圣上有专治疟疾的药物，特地求我代为向圣上求药。康熙皇帝收到李煦的奏折后，即刻做了批复，并叮嘱了金鸡纳树皮的使用说明，还命人骑马日夜兼程送药。但很遗憾的是，该药送到扬州时，曹寅已经去世，没能用上金鸡纳树皮。

在金鸡纳树皮作为抗疟药物在欧洲逐渐被接受的同时，欧洲各国也纷纷派出"科考队"，前往美洲研究和考察金鸡纳树。

在西方药物发展史上，退烧药物直到19世纪初才取得重要进展。1816年，葡萄牙军医戈麦斯（Gomez）从秘鲁金鸡纳树皮中分离出一种退烧成分，他称之为金鸡宁（Cinchonine，即弱金鸡纳碱）。4年后，法国化学家佩尔蒂埃（Pelletier）和卡文通（Caventou）发现，树皮中的抗疟成分主要存在于两种生物碱中：一种是金鸡宁；另一种被法国科学家称为奎宁，它的抗疟性比金鸡宁更强。佩尔蒂埃和卡文通放弃了发明专利，公开了他们提取这两种生物碱的方法和工艺。

1826年，佩尔蒂埃开始在巴黎工业化生产奎宁。同年，瑞士药剂师利德尔（Riedel）也在德国开始批量生产奎宁。1823年至1824年，因为发明者放弃了奎宁的专利权，许多国家的药厂开始生产奎宁。此时期，美国费城已有若干药商开始商业化生产奎宁，并对奎宁作进一步的改良。19世纪末，德国的勃林格（Boehringer）公司成为当时世界上最大的奎宁制药公司。此时，西方世界建立起多家现代化的硫酸盐奎宁制药厂，世界药材市场和医院临床治疗上渐渐以服用奎宁抗疟为主，直接服用树皮药汁和药粉的情况越来越少了。

随着医学和化工的发展，许多新的抗疟药物被开发出来，例如阿的平、氯喹等，降低了人类对奎宁的依赖，但是这些药物在使用一段时间后，疟原虫的抗药性就会出现，所以这些药物的临床使用寿命远没有奎宁长，加上奎宁价格比较低廉，十分适用于发展中国家的病人治疗和预防疟疾。因此，奎宁依然是比较常用的抗疟药。

第十章 退热药物

　　跨越古今，不少中药依然得到后世的广泛认可。从生活常见的桑叶，到为"苦"代言的黄连，乃至风头正盛的青蒿，清热类中药至今仍然在临床中行之有效，并在现代医药体系中有着特殊地位。

　　医学在不断发展，疾病在不断变化，连花清瘟等药物在新冠疫情的控制和治疗中发挥了不可忽视的作用，同时也让国人重新思考并接纳中医药的现代化。

　　除中药之外，西药中也有两大类退热药物——以阿司匹林为代表的非甾体类解热抗炎镇痛药和以糖皮质激素为代表的甾体类退热药。读者可通过本章了解这些药物的发展历程。

阵阵清凉中药

发散风热的桑叶

药用桑叶为桑树的干燥老叶。全国大部分地区多有生产，尤以长江中下游及四川盆地桑区为多。桑叶味甘、苦，性寒，无毒，入肝、肺经，具有疏风清热、凉血止血、清肝明目之用。临床上习惯认为经霜者质佳，称"霜桑叶"或"冬桑叶"，饮片名称桑叶、蜜炙桑叶。

桑叶入药最早出现在本草典籍《神农本草经》中。在"桑白皮"项下，桑叶被列为中品，明确地记载为"叶主除寒热出汗"。因古代文献不加标点，曾被人错误地认为桑叶能发汗。对此，基于医学的实践与实用，历史上的医书多次予以澄清，如清代张志聪《本草崇原》中说，《本经》盖谓桑叶主治能除寒热，并除出汗也。

南宋洪迈所著的

中药桑叶

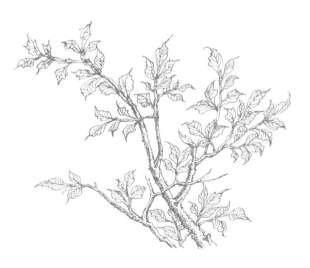

《夷坚志》中有这样的一则故事：杭州严州山上的寺庙里曾住过一位游方僧人。这位僧人形体瘦弱，饮食很少，只要晚上入睡，就遍身汗出，到天亮，衣被都被汗液浸湿，像这样二十年来无药能治。严州山寺的监寺僧告诉这位游方僧人一种验方，让他试治。三天过去了，居然二十年的夜汗给治好了。那方法也简便易行：只不过单用一味鲜桑叶，乘清晨露水未干时便采摘，后焙干为末，每日用两钱，空腹时用温的米汤调着服用。这则桑叶止汗的医案后被明朝江瓘收录到《名医类案》。再后来，又被清朝汪昂《本草备要》收载，并重复了桑叶止汗的记述，以纠正人们对桑叶"发汗"的错误认识。

《丹溪心法·盗汗》一书最早开始纠正和强调桑叶止汗的功效："经霜桑叶研末，米饮服，止盗汗。"《本草纲目》中有附方："经霜桑叶，除寒热盗汗，末服。"《得配本草》也记载，桑叶"甘，寒。入手足阳明经。清西方之燥，泻东方之实。去风热，利关节，疏肝，止汗"。可见，单用桑叶研末服用，可治盗汗。

明末清初的名医傅青主，尤其擅长以桑叶止汗，他先后拟定的"止汗神丹""遏汗丸""止汗定神丹"等诸方中，均选用桑叶为止汗之神药，并将桑叶誉为"收汗之妙品"。

桑叶止夜汗，虽然在现今临床用得较少，但是也有医者喜爱用它。名医魏龙骧在其著作开篇就专文讲到了此方，并介绍说"医友之言，余仍疑信参半。不逾月，又连遇夜汗者数起。为穷其究竟，不杂他药，独取桑叶一味。不期，信手拈来，皆成妙用，无不应手。曩之，不为余所重视者，既屡经实践，则桑叶之止夜汗，自是始确信不复疑矣"。

上海名老中医颜德馨在谈"桑叶妙用"时指出，桑叶治疗盗汗临床疗效的确很好。他曾治疗一位盗汗两年余的60岁妇女，别无所苦，饮食如常，惟觉精神疲惫。治用霜桑叶研末，米饮调服，结果半月而愈，终未复发。该病人在用桑叶治疗前，曾用过益气固表法，后又改用滋阴降火等法治疗，均无效。原以为是久治不愈的顽疾，最终仅桑叶一味竟收全功。对桑叶止汗，颜德馨先生还介绍说："先师秦伯未先生，亦喜用此味治头面出汗，确有渊源。"

在现代临床治疗中，桑叶常被用于治疗感冒和咳嗽，例如用于治疗风热感冒的常用方桑菊饮、清燥救肺汤等。

清热泻火的石膏

石膏是一种含水硫酸钙（$CaSO_4 \cdot 2H_2O$）的膏状结晶体，中药生石膏味辛甘而性寒，辛能解肌、甘能缓热、寒能泄热。《神农本草经·卷三·中品》中有记载："石膏，味辛，微寒。主治中风寒热，心下逆气，惊，喘，口干舌焦，不能息，腹中坚痛，除邪鬼，产乳，金疮。"《名医别录》和《药征》中也有记载石膏清实热、除烦渴等作用，《本草新编》认为其"乃降火之神剂，泻热之圣药"。自古以来，石膏就是治疗伤寒、温病等内热炽盛的必用之药。

从现有文献来看，张仲景的《伤寒杂病论》是最早运用石膏的方书。石膏主要用于治疗阳明热盛证，而最具代表性的是《伤寒论》中的白虎汤。后世诸家以石膏治疗伤寒热病之高热不退者，不乏其人，如《重订通俗伤寒论》以石膏与大黄、玄明粉、知母等同用，名白虎承气汤，治疗阳明热病，高热神昏，烦热口渴，便燥尿赤者。
再如《太平圣惠方》石膏散、
《普济方》之青丸子都是以石膏
为主，治疗外感热病之高热。

中药生石膏

明清医家开始将石膏广泛应用于温病、暑病、湿温、温疫等诸多热病，尤其是高热烦渴者。他们在临床上不仅广泛应用白虎汤、白虎加人参汤，还以两方为基础创制了很多新方。如《温病条辨》的三石汤，治疗暑湿病湿热充斥三焦，邪在气分；《类证活人书》白虎加苍术汤，以白虎汤加苍术，治疗湿温病身热多汗，胸脘痞闷。再如《重订通俗伤寒论》之柴胡白虎汤等，都是医家常用之方。

然而，大多数民间医家认为石膏属于大寒之品。可以看到有记载的中医药学书籍中，从《本草经集注》开始就说石膏性"大寒"。尤其在金代的张元素提出石膏为"阳明经大寒之药，能寒胃，令人不食，非腹有极热者，不宜轻用"后，对临床应用石膏影响极大，大大限制了石膏的应用范围。

直到明代李时珍的《本草纲目》，才传承《神农本草经》之旨，扶正纠偏，明确石膏药性为"微寒"。其后《药品化义》谓石膏连寒都达不到，称其不过是"性凉"。到了近代，东北名医张锡纯也认为生石膏"其寒凉之力远逊于黄连、龙胆草、知母、黄柏等药"。

明代缪仲淳擅长用石膏，后世的许多医家应用石膏的经验都是从他那里学习来的。缪仲淳的医案中记载了不少用石膏治疗的病例：缪仲淳有一位叫于润甫的邻居，妻子已经怀孕9个月，突然患了伤寒阳明证，症状是头疼高烧，口渴烦躁，舌苔发黑，且形成了芒刺。缪仲淳诊断后，要求病人家属去找些井底泥来，敷在病人的肚脐上，干后换新。同时缪仲淳给病人开了竹叶石膏汤，其中主药就是生石膏，一昼夜就用了十五两五钱。在当时，一剂药使用一两至二两的石膏就已经是很大的量了，而缪仲淳一下就用了十五两五钱，病人还是孕妇，可见其用药胆识过人，结果药才吃了一剂，病人很快就好了。六天以后，生下了一个健康的小宝宝，大人和孩子都很健康。后来于润甫奇怪地问，为何当时要用井底泥？缪仲淳解释，井底泥禀地中至阴之气，味甘而性大寒，可以清热降温，一般外敷以治疗烧伤烫伤，此时用井底泥外敷脐周，是为了给病人腹部降温，避免热邪内蕴伤害胎儿。

清末民初名医张锡纯也以善用石膏而出名，他认为石膏是"清阳明胃腑实热之圣药，无论内伤，外感用之皆效"，"凉而能散，有透表解肌之力，外感有实热者，放胆用之直胜金丹"，"盖石膏之凉，虽不如冰，而其退热之力，实胜冰远甚"，"能挽救回人命于顷刻也，是普济群生之药"。他自创用石膏之方有20余方，方中石膏用量多为2至3两。张氏应用石膏之巧，论理之透，历代医家莫能及。

张锡纯在《医学衷中参西录》中记录了大量石膏应用的医案，其中病者不乏婴幼儿和老年人：张锡纯的儿子7岁那年，感受了风寒，因疏于照顾，四五日之后开始发高烧，同时舌苔黄而焦黑，可见内热炽盛。于是张锡纯赶紧给孩子开了一副中药，然而小孩嫌药太苦不喝，强行喂他就吐了。没办法，张锡纯左思右想，找来生石膏30克左右，煎成清汤，因为石膏煎出来的汤液无色无味，小孩愿意喝。服药之后，孩子的病情立刻平复了许多。然后张锡纯又赶紧煎煮生石膏60克，同样分多次温热服下，观察后发现孩子病情开始好转。接着又煎生石膏90克让孩子服下，不久孩子便痊愈。张锡纯感慨，一个7岁的孩子，一昼夜之间，一共用生石膏6两，病情不仅好转，而且饮食开始增加，可见完全没有石膏大寒易伤脾胃之说。这也是张锡纯第一次大剂量地使用生石膏。

张锡纯还遇到一个案例：友人毛仙阁的夫人，年近70，在正月中旬时，得了外感病，周身无汗。这原本是麻黄汤证，发发汗就好了，但是其他医家开了桂枝汤予以服用，导致病人汗不待出，胸中觉得烦热恶心，以至于闻到药味就呕吐。于是张锡纯便开生石膏煮水，但是病人喝了还是会吐，药无法下肚。当时，病人只有吃些冰块才觉得稍微舒服些，不会呕吐。两日之间，已经吃了很多冰块，但还是觉得烦热不减。诊其脉，关脉之前洪滑有力，表明体内上焦有实热。张锡纯遂嘱其用生梨片，蘸生石膏粉末嚼而咽之，病人一直吃完60克生石膏粉末才痊愈。张锡纯说，生石膏可治温病初得的患者，这类人脉浮而有力，身体壮热；还能治一切感冒初得，身不恶寒而心中发热者。

再来看两则张锡纯使用生石膏煮粥的医案：1916年，张锡纯随部队到德州，当时是冬天，寒风彻骨。等到了山东，同行的有五六人都发烧了，而且全身无汗。通常高热出汗应用张仲景的白虎汤，但如果无汗，说明体表仍为寒邪所闭，应改用麻杏石甘汤等解表清热的方剂来治疗。但是，张锡纯灵活变通，他根据医理自己创立了一张方子：选用石膏细末和粳米两味药，用水熬成米汤即石膏粳米汤。令病人趁热喝，这些士兵一起喝热粥，出了一身的汗，随后病就都痊愈了。

后来，张锡纯到了沈阳，当时沈阳县的知事朱霭亭的夫人患了温病，久治不愈。朱霭亭是张锡纯的老乡，于是求治于张锡纯。张锡纯赶到朱家一看，病人当时头枕冰袋，脑门上又吊悬着一个冰袋进行物理降温。一问，说这是之前请的日本医生给出的退热办法。而此时朱夫人已经昏昏沉沉，神志不清，大声呼喊都没有任何反应。诊其脉则洪大无伦，重按有力。张锡纯说，这是阳明腑热症，内热已达极点，外面再用冰敷，热散不出来，反向里面走，又形成了郁热。于是，他就用生石膏、粳米，熬出了四小杯，然后慢慢地给病人灌下去。结果，药一喝完，病人就苏醒了。之后张锡纯开了一剂清郁热的调养之方，病人只服了两剂，病即痊愈。朱霭亭五体投地，立刻命令自己的儿子朱良佐拜张锡纯为师学医。

张锡纯还创造性地提出石膏之性最宜与阿司匹林合用："盖石膏清热之力虽大，而发表之力稍轻。阿司匹林之原质，存于杨柳树皮津液中，味酸性凉，最善达表，使内郁之热由表解散，与石膏相助为理，实有相得益彰之妙也。如外感之热，已入阳明胃腑，其人头疼舌苔犹白者，是仍带表证。愚恒用阿司匹林一瓦，白蔗糖化水送服以汗之。迨其汗出遍体之时，复用生石膏两许，煎汤乘热饮之，在表之热解，在里之热亦随汗而解矣。"算是开了中西医结合治疗的先河。

当代名医刘渡舟也记载过关于生石膏的应用案例：刘渡舟在大连行医时遇到一位周姓女病人，病人有表热不解的发热症状，当时刘渡舟给开的是银翘散加石膏，结果病人服药后烧不退，他认为石膏用量不够，所以又加大石膏剂量，但热还是不退，病人还有点儿神昏谵语。于是刘渡舟请山东烟台的方老大夫来诊看，方老大夫一看直摇头，说用石膏用得太早了，这就是叶天士所讲的病邪尚在卫分，却用了气分药，导致邪气冰伏，像冰一样把病伏在里了。于是方老大夫让病人回去用热黄酒加一点点蜂蜜和鸡冠血，喝下去，盖被出汗，病人如是操作之后，前胸出了一大片像针尖大小的白瘖疹，同时烧退病愈。此后刘渡舟在读《本草纲目》时看到，有颜氏家传方治麻疹不出、痘疹不出就用的是鸡冠血这个方子，此后刘渡舟用石膏就非常地谨慎，注重分辨病情处在什么阶段。

特别需要注意的一点，生石膏煅制之后药性改变，且因其有毒，故而只可外用敛疮生肌，不可内服。

清热燥湿的黄芩、黄连

黄芩是唇形科黄芩属的多年生草本植物，根茎是主要的药用部位，又被称为山茶根或土金茶根。主要分布在辽宁、吉林、黑龙江、内蒙古等北方省份。《神农本草经》已将其列为"中品"。其宿根外黄内黑而中空，腹中皆烂，所以又有"腐肠""内虚""空肠"之称。作为秦汉时期就已经被广泛使用的传统中药，黄芩有清热燥湿、凉血安胎、解毒功效。黄芩在临床上的抗菌作用比黄连还好，而且不产生抗药性。除了药用价值，北方地区的百姓还习惯将它加入绿茶冲泡饮用，以发挥它解毒清热的作用。

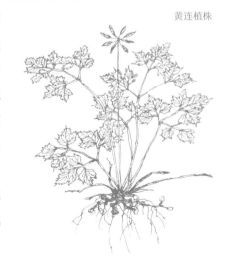
黄连植株

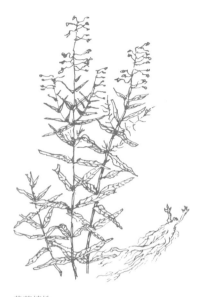

黄芩植株

明代李时珍在《本草纲目》中说，他26岁时，感冒咳嗽，皮肤犹如火燎，每日咳痰碗许，并口渴多饮，以致寝食几废。其父李言闻用柴胡、荆芥、竹沥、麦冬之类治疗均无效，李时珍病情日益加剧，家人及众邻都以为他必死无疑。后来，李言闻遍查医书，偶然见到金元时期名医李东垣治肺热如火燎的论述，恍然大悟，原来"烦躁引饮"而昼盛者，属"气分之热"，宜一味黄芩汤以泻肺经气分之火，遂取黄芩煎水给李时珍饮服。李时珍次日就身热尽退，随后痰嗽皆愈。事后，李时珍对此颇有感叹："药中肯綮，如鼓应桴，医中之妙，有如此哉！"从李时珍的病情分析，他得的很可能是"大叶性肺炎""肺脓疡"之类的肺部感染性疾病，以致发热咳痰，烦渴多饮，肤如火燎，一月余病情日见加重，这属于中医"肺热实火"之证。此后，李时珍对黄芩青眼有加。

历代方药著作对于单味黄芩的功效也肯定有加，如唐代孙思邈《千金方》提出只用黄芩一味煎服，可"治淋，亦主下血"；宋《太平圣惠方》有一"黄芩散"，单以黄芩为末调服，"治吐血衄血，或发或止，皆心脏积热所致"；许叔微《本事方》也单用黄芩为细末，"治崩中下血"；元代朱丹溪有一名方"清金丸"，以黄芩为末蜜丸，"泻肺火，降膈上热痰"；《兰室秘藏》中的"小清空膏"，以黄芩为末茶调服，"治少阳头痛及太阳头痛，不拘偏正"；《瑞竹堂经验方》的"芩心丸"，"治妇人四十九岁以后，天癸却行，或过多不止"；《本经逢原》中还说："古方有一味子芩丸，治女人血热，经水暴下不止者，最效。"《本草正》又进一步指出："枯者清上焦之火，尤祛肌表之热，故治斑疹。"所有这些，均是黄芩"去诸热"之功。金代著名医学家张元素归纳黄芩之用有九，皆是清诸实热之功效。黄芩苦寒，功在清热，乃无疑义。

黄连，又名川连、鸡爪连、宣连、支连、王连等，为毛茛科植物黄连、三角叶黄连或云连的干燥根茎。其味入口极苦，有俗语云"哑巴吃黄连，有苦说不出"，即道出了其中滋味。

黄连最早记载于《神农本草经》，被列为上品药。黄连功善清热燥湿，泻火解毒。关于其功效，很多古籍均作出了记载，如《神农本草经》载："黄连，味苦寒。主热气目痛，眦伤泣出，明目，肠澼腹痛下痢，妇人阴中肿痛；久服令人不忘。一名王连。生山谷。"《药性论》载："杀小儿疳虫，点赤眼昏痛，镇肝，去热毒。"《药品化义》载："味苦，苦能燥湿而去垢；性寒，寒能胜热而不滞；善理心脾之火，凡口疮、牙疼、耳鸣、目痛、烦躁、恶心、中焦郁热、呕吐、痞闷、肠痹、下痢、小儿疳积、伤寒吐蛔、诸痛疮疡，皆不可缺。"《本草纲目拾遗》载："大泻心火，性寒而带散，故治目疾尤效。"

史传，伊尹是第一个将黄连用于治疗消化道感染的人，并创制了三黄汤，即以黄连、黄芩、大黄为材料制成的方剂。该方剂主要针对实热证便秘（其临床表现与现代医学认为的胃肠道感染有类似之处），十分适合于治疗商初的流行性疾病，并取得了良好的临床疗效。创制三黄汤只是伊尹的医学成就之一，他最大的贡献在于创立了方剂五味配伍理论，晋代皇甫谧的医书中有记载："伊尹以亚圣之才，撰用《神农本草》以为汤液。仲景论广伊尹汤液为数十卷，用之多验。"从此，用组方汤液治病成为一种公认的方法。

后世在伊尹的三黄汤组方基础上，衍生出了更多的方剂，《史记·扁鹊仓公列传》记载了西汉齐国御医淳于意治疗齐郎中令循、齐王太后、齐北宫司空命妇的肾热病时所用的火齐汤，即泻心汤；泻心汤最早出于西汉时期的《汤液经法》，而清代医家张璐指出："伊尹三黄汤，仓公名火齐汤，《金匮》名泻心汤。治三焦实热，烦躁便秘。"唐代《备急千金要方》卷十九中，三黄汤能共同起到泻火邪而不伤正的作用。

实际上，汉代张仲景在《伤寒论》中常常应用黄连组方，有共计14方，其中黄连最大剂量为16两，如乌梅丸；最小剂量为1两，如大黄黄连泻心汤；常用剂量1两至4两，如黄连阿胶汤。仲景所用含黄连汤方中黄连均未注明炮制，即全部用生品。

到了宋代，"脾胃派"创始人李东垣将大黄去除，以黄芩、黄连为基础，专攻当时的流行病"大头瘟"，挽救了无数百姓的生命。此后明朝的虞抟在《医学正传》中总结前人经验，正式提出二黄汤，保留黄芩、黄连这二黄，明确二黄汤主治一切上焦火盛之候。

黄连虽好，却也不宜常服或过量使用。服用黄连的禁忌也不少，如忌猪肉、菊花、玄参等，对此历代医家多有讨论。南北朝时期《雷公炮炙论》中曾提到黄连忌猪肉和凉水，而明朝的《本草纲目》对此颇有异议，李时珍指出许多方子里都有黄连和猪内脏，如治小儿疳积和消渴的猪肚黄连丸，治下痢的黄连大肠丸等，怎么就只忌猪肉呢？此外，魏晋南北朝时期信仰道教的医家陶弘景，在其著作《本草经集注》中曾记载了《神仙传》中汉代方士封君达服用黄连五十年而得仙的故事，李时珍指出其他本草著作从未讲过，而且从《黄帝内经》以及后世的医案来看，黄连不能久服，否则会导致燥极反热。他还举了明荆端王朱厚烇因为上火，吃多了"金花丸"，导致火愈来愈炽，"内障丧明"的例子，最后发出感叹"陶氏道书之说，皆谬谈也"。

李时珍秉着实事求是的原则，在其著作《本草纲目》中的"眼目诸病"这一栏记载了刘禹锡的《传信方》中有一个方子名为"羊肝丸"，专治风热上攻所致的"头目昏暗羞明，及障翳青盲"。唐朝崔承元晚年患眼疾，内生障翳，双目失明近一年余，后得所救的死囚献方——用黄连和羊肝配伍，饭后温水服用。崔按方配药服下，不用几个月双眼就恢复了视力重见光明。由此可见，药物的组方配伍对于药效具有决定性的作用。

到了近代，医务工作者从黄连、黄柏、三颗针等一些植物中提取出了"黄连素"，它很快从众多治疗腹泻药物中脱颖而出，并因为简单有效、携带方便、价格便宜而广为流传，其后在20世纪70年代实现了工业化生产。但需要注意的是，并非名字中带有黄连的药物就一定是用黄连制取，如因"非典"和"新冠"而大为人熟知的"双黄连口服液"，其实和黄连的关系不大，其名字中的"双"指的是金银花，"黄"指的是黄芩，"连"指的是连翘，而非双份的黄连。

黄连是传承了数千年的本土药材，护佑华夏儿女一路至今，也必将见证中华文明在新的时代再创辉煌。

清热解毒的金银花

金银花又名忍冬花、鸳鸯花、双花、金藤花、双苞花、二宝花等，是指忍冬科忍冬属植物忍冬及同属植物的干燥花蕾或初开的花。明代以前的医书上金银花皆以忍冬为名，"忍冬"一词最早源于晋代医学家葛洪的《肘后备急方》，南北朝时期陶弘景在《名医别录》中解释了"忍冬"名字的来由："今处处皆有，似藤生，更冬不凋，故名忍冬。"

"金银花"一词首见于宋代苏轼、沈括的《苏沈良方》："忍冬……初色白，数日变黄，每黄白相间，故一名金银花。花开曳蕊数茎如丝，故一名老翁须，一名金钗股。冬间叶圆厚，似薜荔，故一名大薜荔。"而首次以"金银花"作为忍冬的正名，则是明代朱橚的《救荒本草》："金银花，《本草》名忍冬，一名鸳鸯藤，一名左缠藤，一名金钗股，又名老翁须，亦名忍冬藤。"

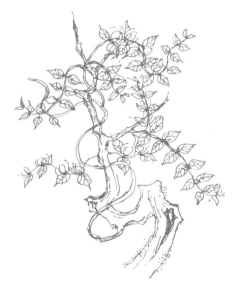

金银花植株

金银花自古被誉为清热解毒的良药。它性甘寒，气芳香，甘寒清热而不伤胃，芳香透达又可祛邪。金银花既能宣散风热，还善清解血毒，用于各种热性病，如身热、发疹、发斑、热毒疮痈、咽喉肿痛等症，均效果显著，被称为"疡科之圣药"。

金银花在不同的历史时期，是以不同的部位入药的。大致来说，宋代及之前只用藤叶入药，以花入药始于宋代，明代则茎、叶、花均可入药，明代《本草纲目》记载"忍冬茎叶及花功能皆同"，而兰茂在《滇南本草》中说，"金银花，味苦，性寒。清热，解诸疮、痈疽发背、无名肿毒、丹瘤、瘰疬。藤能宽中下气、消痰、祛风热、清咽喉热痛"。这可能是现存文献中最早将金银花与忍冬藤的功用分而论之的记载；贵花而贱藤则始于清代，此后逐渐形成了现在以花入药的习俗。

金银花药用历史悠久，传说诸葛亮平定南中、七擒孟获时，将士们因受不了南方山区湿热的气候，加上常中山岚瘴气，得了各种瘟疫和热症。后军队途径一村庄，诸葛亮拿出军粮救济当地饥饿的山区村民，并教授汉人的种植技术，还将茶种、谷物等送给当地人，以改善当地的生产、生活条件，受到西南地区民众的广泛爱戴，而山区的村民也投桃报李，见蜀军将士身患热症，便采来忍冬为其治疗，蜀军将士很快就病愈了。

金银花不仅可应对外感风热和瘟疫邪，还能缓解和治疗下痢、脓血等症。明代医学家薛立斋早年以"疡医"驰名。他家中曾有一位花匠，患了疮疡重症，卧床不起。薛立斋告诉花匠的妻子，多多采摘新鲜忍冬，连同花、叶、藤一并放入锅中煮好，渴则饮之，不拘时候。同时，再用一部分鲜忍冬捣烂外敷局部。内服外用双管齐下，花匠的病很快有了好转，不过一旬就痊愈了。而这位花匠很有商业眼光，当他知道随处可见的金银花竟然有这样好的疗效后，就想制疮疡药进行售卖。他找到薛立斋讲了自己的想法，同时也提出了辞职的请求。薛立斋宅心仁厚，立刻应允，并且连同金银花的适应证和禁忌证都传授给了他。花匠离开薛家之后，凭借着勤恳和聪明，用积攒的钱租赁了一家门面，慢慢富足了起来。薛立斋看着昔日的花匠，凭借一味金银花富裕了起来，心中也不禁欢喜，遂将这件事情记在了《薛氏医案》里。

花匠的成功也与当时金银花廉价、易于获得有关。自2003年"非典"疫情起，以金银花为首的清热解毒药物，价格一路飙升，所以现在要想靠金银花治疗疮疡，花费就比较高了。如果再照薛立斋的治疗方法，药费恐怕都要超过常规抗感染治疗。实际上，明清以来的历次大疫，金银花都功不可没。清代乾隆年间，突发大范围瘟疫，名医吴鞠通以连翘、金银花为主要药物形成治疗瘟疫的经典名方"银翘散"，救人无数，一直沿用至今。

除了药用，金银花还是一种美食，如经蒸馏制成的金银花露，或金银花与鲜扁豆花、鲜荷叶等同用，可清解暑热，是夏日常见的茶饮。民间历来也有小孩子身上长疹子、发胎毒、红肿热毒，用金银花煮水洗澡来消除的习俗。

作为观赏植物的金银花，由于花色美丽、香气清雅、生存力强，历代词人也不乏赞美之作。唐朝诗人薛涛曾以《鸳鸯草》为题，写下"绿英满香砌，两两鸳鸯小。但娱春日长，不管秋风早"的诗句。南宋诗人范成大晚年有一首《余杭》："春晚山花各静芳，从教红紫送韶光。忍冬清馥蔷薇酽，薰满千村万落香。"元代王逢的"雷王药吏锦裆苔，野藤络树金银花"，吕诚的"林蕉间展琉璃叶，野蔓竞发金银花"，明代卢楠的"蓬海城高十二楼，金银花发近仙洲"都表达了对金银花的赞美。而明末思想家王夫之对忍冬评价最高，认为它有高士之风，其《金钗股》云："金虎胎含素，黄银瑞出云。参差随意染，深浅一香薰。雾鬟欹难整，烟鬟翠不分。无惭高士韵，赖有暗香闻。"由此可以看出，金银花早就已经融入古人生活的方方面面了。

中国大部分地区都有金银花的身影，历代本草著作中对于金银花产地记载较为简单，多用"处处有之"等词概括。直至民国时期，在《增订伪药条辨》中才对金银花的产地与品质进行了描述："金银花，产河南淮庆者为淮密，色黄白，软糯而净，朵粗长，有细毛者为最佳。禹州产者曰禹密，花朵较小，无细毛，易于变色，亦佳。济南产者为济银，色深黄，朵碎者次。亳州出者朵小性梗，更次。湖北、广东出者，色深黄，梗朵屑重，气味俱浊，不堪入药。"1995年出版的《中国中药区划》记载："山东省是我国金银花主要传统产地之一，栽培历史近200年。"

清热滋阴的地黄

地黄来源于玄参科植物地黄的新鲜或干燥块根。主产于山东、山西、河南、河北等地，尤以河南省黄河以北的沁阳市（古称怀庆府）一带所产质量最佳，是"四大怀药"之一。

相传古代检验地黄的品质，需将其根茎浸泡在水中，漂浮在水面者为"天黄"，轻浮空虚，劣不堪用；半浮半沉者为"人黄"，勉强可用；沉于水底者为"地黄"，饱满厚重，药效最佳。至于"黄"字的由来，一般认为是它的根茎为黄色，在古代也常用来作黄色染料。

地黄作为一种中药，最早出现于秦汉时期的《神农本草

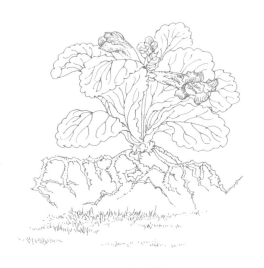

生地黄植株

经》，名为干地黄，被列为上品。《神农本草经》记载："干地黄味甘寒，主折跌绝筋，伤中，逐血痹，填骨髓，长肌肉。作汤，除寒热积聚，除痹，生（鲜）者尤良。"《神农本草经》中说的"干地黄"，就是指生地黄。刚刚从地里采来的地黄叫做鲜地黄，切片晒干了以后就是干地黄，有清热、凉血、生津的作用，可以用来治疗高热神昏、斑疹以及血热妄行引起的吐血咯血、口舌生疮、劳热咳嗽等疾病。

对生地黄进行加工，也就是以酒、砂仁、陈皮为辅料，经反复蒸晒，至里外颜色都似黑油般润泽，质地柔软黏腻后就是熟地黄。经过炮制的熟地黄药性微温，补益性增强，以六味地黄丸为首的丸系列中成药，用的都是熟地黄。

在临床治疗中，历代医家对地黄认识的逐步发展与完善，创立了许多以地黄组方的经典方剂。汉代张仲景在《金匮要略》中创制的八味肾气丸，开创了"善补阳者，必于阴中求阳，则阳得阴助而生化无穷"的先例。

唐代医家将干地黄应用到某些出血性疾病，如孙思邈《备急千金要方》载犀角地黄汤，善治热甚动血所致各种出血、斑色紫黑、舌绛起刺及蓄血发狂等病症。此外书中还记录了补虚除热的地黄煎。宋代《本草图经》首将地黄蒸熟，并将之称为熟地黄，此后大凡补益方剂多用熟者。儿科名医钱乙根据小儿的特点，用金匮肾气丸减桂、附而成补阴名方"六味地黄丸"，主治小儿五迟证，现广泛应用于肾阴不足证，临床多表现为腰膝酸软、骨蒸潮热、手足心热、头晕目眩、耳鸣耳聋、牙齿动摇、舌红少苔等。

金元时期医家流派众多，但无论是寒凉派还是滋阴派，攻邪派或是补土派，都不约而同地大量选用地黄来组方。如寒凉派刘完素创制的地黄饮子，为治下元虚衰，痰浊上逆之舌强不能言，足废不能用等瘖痱证的主方；滋阴派朱丹溪拟滋阴降火之代表方大补阴丸等均以地黄为主药；攻邪派张子和《儒门事亲》的玉烛散，主治血虚发热、大便秘结；补土派李东垣《兰室秘藏》的当归六黄汤，功效滋阴泻火、固表止汗，主治阴虚火旺所致的盗汗。

明清时期温补派代表张景岳特别擅长运用熟地黄。在他自创的186张新方中，使用熟地黄的方剂共有49张，是其中应用十分广泛的药物，如左归丸、右归丸等。此后，吴鞠通在他的《温病条辨》中收录了名方"清营汤"，该方剂用以治疗邪热初入营分之身，适用症状包括夜间身热甚至谵语、心烦不眠，或斑疹隐隐、舌绛而干、脉细数等。而《医方集解》中收录的百合固金汤，则以百合和地黄为主药，专主治肺肾阴亏，虚火上炎之咽喉燥痛，咳嗽气喘，痰中带血，手足心热等。

徐大椿在《洄溪医案》中记载了这样一则案例：徐大椿的老友张瑞五向来身体虚弱，动辄咳嗽咯血。徐大椿的父亲过世后，他回老家办丧事，托好友张瑞五去城里买砖瓦石灰，结果张瑞五忠人之事，不辞辛苦，"乡城往返，因劳悴而大病发"，犯了肺病。徐大椿听说后连忙去看他，病重的张瑞五甚至与徐大椿做了生死诀别。恰巧徐大椿刚好自制滋阴润肺的琼玉膏，还没给人试过，于是就送给老友几两，嘱他不要放弃，试着服用，看看效果。此后徐大椿匆匆离开，两人三四年没有互通消息。偶然的一天，老家有人来找徐大椿看病，拿出了之前服用的方子请他看，他一看笔迹十分熟悉，于是便问病人这方子是谁写的？回答说是张瑞五。徐大椿赶紧又问他现在哪里？答曰住在馆桥右边。徐大椿立即前往拜访，只见张瑞五精神强健，与以前大不相同。原来他服琼玉膏后，血不复吐，嗽亦渐止，大喜过望之下来了兴趣，开始广泛阅读医学书籍，看多了甚有所得，就尝试给人看病，效果还真不错，业余时间就当起了大夫。徐大椿感慨之余，就和张瑞五说："行医之要，唯重在存心救人，要小心敬慎，尽量选择简单并且符合病情的药，只要能让对方病情减轻，也算功德一件，或者就算没有功德，起码也不是在害人。如果只知道欺世盗名、盲从潮流，追求利益，然后乱用猛药、重剂，一但有误，就无从挽回了，病人纵然自己不知，我心又何安？"张瑞五深以为然，于是认真地按照徐大椿的建议去做，后来医道大成，成了一方有名的医生。

实际上，地黄作为食品，在民间已有悠久的历史。早在一千多年前，中原地黄产区的百姓就将地黄腌制成咸菜，泡酒、泡茶而食。至今，仍有人把地黄切丝凉拌，煮粥而食。地黄的根块大而短，形状像山萝卜，颜色微黄，口味发苦，用以食疗，在中医药史上已有三千年的历史。

东汉时代，有人用地黄、蜂蜜煎膏服用，以图养生长寿，此风渐渐盛行，到了求仙问道之风浓郁的魏晋时期，地黄的滋补功效格外被看重，与玄参、当归、羌活并称"四大仙药"。

葛洪在他所著的《肘后备急方》中收录了很多地黄的饮食疗法，如"生地黄鸡"，在熬煮鸡汤的过程中加入地黄等药材，对于男女因积劳、虚损或大病之后所致五脏气竭者有较好疗效，亦可治盗汗。

时至宋代，人们对于地黄助力长寿的热度依然不减。据《苏沈良方》载，苏轼被贬官谪居岭南后，身心不泰，自觉需要调养。打听一番后，听说岭南兴宁县令欧阳叔向在自家药圃中栽有地黄。于是他提笔向好友龙川县令翟东玉写信，请翟县令帮忙搭个话，替他求几棵。苏轼还写了一首五言诗，进一步解释为什么要千方百计求得此药："地黄饲老马，可使光鉴人。吾闻乐天语，喻马施之身。我衰正伏枥，垂耳气不振。移栽附沃壤，蕃茂争新春。沉水得稚根，重汤养陈薪。投以东阿清，和以北海醇。崖蜜助甘冷，山姜发芳辛。融为寒食饧，咽作瑞露珍。丹田自宿火，渴肺还生津。愿饷内热子，一洗胸中尘。"也就是说，地黄制成药膳服用可滋阴去火，润肺生津。苏轼注重养生，即使长期被流放荒蛮之地，也还是活到了六十六岁，远远超过了宋代人的平均寿命，实属不易。

另外，古代常使用人参和地黄等滋补药材喂马，以使其膘肥体壮，疾驰如飞。在《抱朴子》中有记载：韩子治用地黄苗喂五十岁的老马，老马竟连生了马驹，并活了百岁。《物理小识》也有"老马食地黄为驹"的记载。故事的准确性姑且不论，但地黄的滋补功效自古以来从未被人们所忽视。

唐代白居易还有一首《挖地黄》，描写的是灾荒之年农户绝收，无奈从地里挖地黄卖给富豪，换取一点粟米来救饥的场景。劳动人民从天亮干到天黑，挖出的地黄还不满一篮筐：

"麦死春不雨，禾损秋早霜。岁晏无口食，田中采地黄。采之将何用，持以易糇粮。凌晨荷锄去，薄暮不盈筐。携来朱门家，卖与白面郎。与君啖肥马，可使照地光。愿易马残粟，救此苦饥肠。"真是"狗彘食人食""苛政猛如虎"。

从明清起，熟地黄的补肾功效格外被重视。明代李时珍给地黄以很高的评价："服之百日面如桃花，三年轻身不老。"明太祖十七子朱权的《臞仙神隐》，对生地黄粥亦颇推崇；明代高濂的养生著作《遵生八笺》里也有相关记载。时至今日，以六味地黄丸为代表的补肾药广受欢迎，但需要注意的是，药物需要根据自身健康情况，在专业医生的指导下服用。

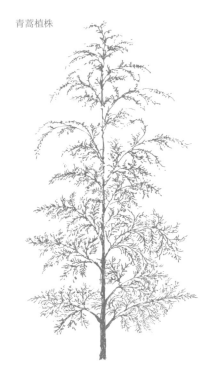

青蒿植株

善除虚热的青蒿

作为中药材的青蒿是指现代植物分类学中菊科植物黄花蒿的干燥地上部分。"青蒿"变成"黄花蒿"，是因为1933年日本植物学家白井光太郎等在编写《头注国译本草纲目》的过程中，将中国传统医学中的植物青蒿误对应为拉丁语中的"黄花蒿"（Artemisia annua L.），此后习用流传。

青蒿作为中国古代传统药食两用的植物，历史悠久，产地跨度大，因此类似的植物品类也很多。古代医学家就已经注意到了这一状况，北宋《本草衍义》中指出，草蒿随处可见，春天遍地都有，作为野菜根赤叶香。在当时也有人称之为青蒿，主要是根据颜色判断的。陕西绥银之间有青蒿，在蒿丛之间，时有一两窠，迥然青色，当地人谓之为香蒿。叶与常蒿一同，但常蒿色淡青，此蒿色深青，犹青，故气芬芳。其后沈括在《梦溪笔谈》中也记录了不同品类的青蒿：如青蒿一类，自有两种，有黄色者，有青色者。到了明清，医学家对于各种常见的青蒿类似品种在临床中的功效已经研究得非常细致，清代著名医家张璐的《本经逢原》中就认为青蒿有两种：一种发于早春，叶青如绵茵陈，能利水道，与绵茵陈之性不甚相远；一种盛于夏秋，微黄似地肤子，为少阳、厥阴血分之药，茎紫者为更优秀。

作为食物的"青蒿""蒿草""蒿子"等野菜一直命名混乱，还有地区将茵陈称为青蒿。如明代王西楼的《野菜谱·青蒿儿》中描述："青蒿儿，才发颖。二月二日春犹冷，家家竞作茵陈饼。茵陈疗病还疗饥，借问采蒿知不知。"实际上，茵陈幼苗更近似于传统概念中的白蒿，民间有"三月茵陈四月蒿，五月六月当柴烧"之说，但因茵陈口感较差，除了饥荒，人们很少食用，多是将其苗泡酒饮用。北京有用茵陈泡酒的传统，老舍先生在《四世同堂》中多次提到茵陈酒。此外，民间也使用青蒿治疗蜜蜂蛰伤。对于在野外活动时被蜜蜂蛰成的红肿热痛，一些地区常用青蒿捣碎成泥状然后外敷，可以减少过敏反应和局部的伤口肿痛。

青蒿在历代本草中被定性为"味苦而辛，性寒，归肝、胆经"，因此是清热解暑的良药，常用于温邪伤阴所致的夜热早凉，以及阴虚发热、骨蒸劳热等病症的治疗。

青蒿入药最早见于马王堆三号汉墓出土的帛书《五十二病

方》中，书中的青蒿主要用于治疗痔疮。到了汉朝，在中国现有最早的本草学专著《神农本草经》中，以草蒿为青蒿之别名，主治疥瘙、痂痒、恶疮，并能杀虫。而后世医家在实际临床中发现，青蒿对于虚热病症有极好的疗效，《图经本草》载"青蒿，治骨蒸潮热，古方多单用之"，故青蒿逐渐受到重视和使用。清康熙年间，嘉兴名医钱经纶就因治好一例冬天虚热的案例而名噪一时。当时冬天极冷，一村民腊月里突发热症，不少医生认为病人发病于冰天雪地之时，应以伤寒论治。可惜病人始终未得痊愈，于是辗转求诊于钱经纶，钱氏仔细察看和辨证后，认为这是"伏暑"造成的，也就是夏伤于暑，邪气内伏，但正气虚损，所以秋天没有发病，但是到了冬天，阳气伏藏，与内部的暑邪相互引动，加上阴虚，从而引起内热，因此之前的医家使用治疗风寒发热的手段都失效了。于是钱经纶重新立方开药，仅用青蒿一味，煎汤热饮，病人一剂而愈。

1969年，由于疟原虫对奎宁类药物的抗药性越来越强，因疟疾死亡的人数不断攀升，于是，国家成立"523"项目组，专门执行抗疟药物的研究任务。屠呦呦带领团队瞄准了中药青蒿，使得研究有了新的突破点。

但研究结果证明青蒿的水煎剂不具备抗疟功效，95%乙醇提取物的青蒿素的临床有效率在60%—80%，且效果不稳定。倍感压力的屠呦呦只得又细细翻阅之前的古典医籍，重新寻找思路。在反复的查阅和思考中，《肘后备急方》中的几句话让她眼前一亮："青蒿一握，以水二升渍，绞取汁，尽服之。"渍的意思是浸，也就是说，青蒿不要加热，应直接服用其浸汁。受此启发，屠呦呦设计了低温提取有效成分的方案，从此全世界的疟疾治疗迎来了新篇章。

2015年，屠呦呦获得诺贝尔生理学或医学奖。根据世界卫生组织的统计，2000年至2015年期间，全球疟疾发病率下降了37%，疟疾的死亡率下降了60%，全球共有约620万人的生命得到了挽救。而到了2017年，本土疟疾病例低于1万例的国家已经增至46国，低于100例的国家增至26国。中国于2017年向世界卫生组织报告本土疟疾病例为零。

而随着青蒿素的现代研究逐渐完善，其应用范围也逐渐从抗疟领域延伸到了抗癌、治疗红斑狼疮等多个方向，前景受到广泛关注。

三千年前的《诗经·小雅·鹿鸣》中有一句"呦呦鹿鸣，食野之蒿"，描述了在野外悠然食用青蒿的小鹿，它"呦呦"的鸣叫声不仅陶冶了宴会上和乐融融的周王朝的君臣们，也穿越时空，永远祝福和保护着如今匆忙而努力生活着的人们的健康。

非甾体类解热药

百年神药：阿司匹林

阿司匹林是医学药物史上经典药物之一。著名哲学家何塞·奥尔特加·加塞特（José Ortega y Gasset）的评价足以证明阿司匹林的独特价值，他说："假如我将身处荒岛，如果选择随身携带某种药物的话，那么可能首先想到的就是它——阿司匹林！"如今，阿司匹林常用于治疗感冒、发热、头痛、牙痛、关节痛、风湿病，还能抑制血小板聚集，用于预防和治疗缺血性心脏病、心绞痛、心肺梗塞、脑血栓，还能抗肿瘤、防治糖尿病并发症等。

1899年，费利克斯·霍夫曼（Felix Hoffmann）合成的乙酰水杨酸化合物被注册为"阿司匹林"，从此阿司匹林作为非处方止痛药正式面世，成为一类新药——非甾体类抗炎药。一百多年来，人们逐渐了解到阿司匹林的作用机理，渐渐发现它不仅仅是一种解热镇痛药，还在治疗心脑血管疾病和癌症方面发挥着独特的作用。那么，这样一种百年神药的"前世今生"又是什么样的呢？

每当谈到阿司匹林的"前世"时，人们都要先讲一些有关柳树的故事。

埃伯斯纸草文稿

早在公元前约4000年前，古苏美尔人就已经开始使用柳树叶治疗关节炎。公元前1543年，《埃伯斯纸草文》记载了古埃及人使用桃金娘科植物和柳树叶的提取物缓解关节疼痛和炎症反应的故事。希波克拉底和盖伦也都发现了柳树的药用价值，其中，希波克拉底使用柳树叶缓解炎症引起的疼痛和孕妇分娩时的疼痛。

佩达努思·迪奥斯科里德斯（Pedanius Dioscorides，约公元

40—90年）在其著作《论药物》中也推荐将柳树叶煎剂用于治疗绞痛、痛风和耳痛。古罗马时期的作家盖乌斯·普林尼·塞孔都斯（Gaius Plinius Secundus，约公元23—79年）在他的《自然史》中留下了柳树叶被用作止痛和解热药物的记载。在中国也发现了有关记载，如《神农本草经》中记载，柳树的根、皮、枝、叶均可入药，有清热解毒、防风利尿的功效。这些来自世界各地的记载证明了人类使用柳树皮或者柳树叶止痛退热的历史已经相当悠久。那么，究竟是什么样的契机让柳树叶"变成"阿司匹林呢？

从帕拉塞尔萨斯（Paracelsus）时代开始，科学家们普遍认为某一地区的植物区系的医疗特性与该地区居民易患的疾病之间存在着一定的关系，这被称为"外形特征论"。英国牛津郡某教堂的一位牧师爱德华·斯通（Edward Stone）就是外形特征论的信仰者。1757年，斯通在奇平诺顿散步时无意间咀嚼了一些柳树皮，他发现柳树皮的苦味与金鸡纳皮的苦味十分相似，当时金鸡纳皮在欧洲作为解热药使用已有百余年历史。斯通假设：柳树喜欢在潮湿土壤中生长，而潮湿炎热的地方又正是疟疾流行的地方，那么用柳树皮治疗疟疾和间歇热应该是有效的。

于是，斯通将生长了1至4年的柳树嫩枝装在袋子里，在面包炉旁干燥3个月，然后粉碎、过筛，最后制作成一种与金鸡纳树皮相似的桂皮样红色粉末。他让发热的病人服用这些粉末，最终发现每4小时服用一次，退热效果最好。1763年，斯通在伦敦皇家学会做了研究报告。因此，斯通被公认为是第一个以科学严谨的方法证明柳树皮能够治疗发热或瘟疫的人。

虽然柳树皮被证明可以用来退热，但是其具体的作用物质和作用机理尚不明确。直到1824年，意大利的两位药剂师弗朗西斯科·丰塔纳（Francesco Fontana）和巴尔托洛梅奥·里加泰利（Bartolommeo Rigatelli）首次提取了柳树皮的有效成分。里加泰利将其命名为"极苦的解热生理盐水"，而丰塔纳将其命名为"水杨苷"。1828年，德国药理学家约瑟夫·布希纳（Joseph Buchner）从仙人掌中提取出了这种物质，也将其命名为"水杨苷"。1829年，法国药剂师亨利·勒鲁（Henri Leroux）完善了提取水杨苷的工艺，并分离出大量可溶的纯水杨苷晶体。

　　1838年，化学家拉斐尔·皮里亚（Raffaele Piria）通过水解水杨苷得到了一种效用更强的化合物——水杨酸。1852年，法国化学家查尔斯·盖哈特（Charles Gerhardt）首次将乙酰氯和水杨酸钠混合，得到了一种白色物质，他将其命名为"acide acéto-salicylique"，实际上他已经在不经意间制造出了"乙酰水杨酸"，即阿司匹林，但是因为这种化合物不稳定，未能引起大家的注意，也阻碍了盖哈特进一步的研究。

　　1859年，赫尔曼·科尔贝（Hermann Kolbe）用化学方法合成了水杨酸，他的学生弗里德里希·冯·海登（Friedrich von Heyden）运用这个方法在工业规模上生产纯水杨酸。1874年，海登在德国建立了第一家生产合成水杨酸盐的工厂，并成功地将这种化合物以柳树提取物十分之一的价格推向市场。

　　工业上的大规模生产促进了水杨酸盐在临床上的应用，与此同时，很多检测水杨酸盐临床效果的研究成果也层出不穷。1876年，德国医生弗朗茨·斯特里克（Franz Stricker）发表了关于纯水杨酸钠可用于治疗急性风湿病的报告，这个发现说明水杨酸钠不仅具有解热作用，还具有抗风湿和镇痛作用。同年，他的同胞路德维希·赖斯（Ludwig Reiss）在杂志上独立发表了类似的研究结果。

在斯特里克发表报告2个月后，苏格兰医生托马斯·麦克拉根（Thomas MacLagan）在《柳叶刀》上发表了一篇关于水杨苷的试验：8位急性风湿病病人，每3小时服用12粒水杨苷片，服用一段时间后，8位病人的关节疼痛和发热完全缓解。麦克拉根强调，水杨苷是"迄今为止治疗急性关节风湿病最有效的手段，它甚至可能拥有对这种疾病的特异性"。一年后，法国医生热尔曼·萨梅（Germain Sée）证明了水杨酸钠在治疗慢性风湿病和痛风方面的疗效。

在1877年至1881年的四年间，伦敦至少有四所医学院进行了水杨酸盐的大规模试验。欧文（Owen）首先证明了水杨酸盐比碱或碱加奎宁在风湿热治疗中效果更好。因此，水杨酸盐类（水杨酸及其钠盐）成为治疗风湿热及同源疾病的标准疗法。但是，由于水杨酸和水杨酸盐对胃肠道有强烈的刺激，很多病人并不能接受使用此药，即使服用这些药物治疗疾病，病人也容易出现身体上的其他不适。

那么，如何能将水杨酸盐变成刺激性小的药物呢？盖哈特给出了答案。早在1897年，拜耳公司的一名员工菲利克斯·霍夫曼（Felix Hoffmann）声称自己在水杨酸分子上增加了一个乙酰基，从而得到了一种疗效更好、副作用更小的药物——乙酰水杨酸。霍夫曼解释说，因为他的父亲长期受到关节炎疼痛的折磨，水杨酸盐的副作用又太强，所以他想要修饰水杨酸，从而得到一种更好的药物。

　　根据霍夫曼的实验记录：1897年8月10日，他在实验室得到了纯净的乙酰水杨酸，这一天也被人们称为阿司匹林的诞生日。因为水杨酸是从绣线菊中提取出来的，霍夫曼和其他医生都认为这种药物的名字应该体现它与绣线菊的关系，于是将它命名为阿司匹林（Aspirin）。A代表了乙酰，spir是绣线菊spiraea的前四个字母，in则是拜耳公司特有的在一种药名上加的后缀。1899年2月1日，拜耳公司在柏林注册了商标名称。1900年，阿司匹林在美国获得了专利。

　　在人们应用阿司匹林将近50年后，拜耳公司的另一位员工艾兴格林（Eichengrün），宣称阿司匹林的发明与他有关，理由是他本人是霍夫曼的领导，是他下令让霍夫曼对水杨酸进行乙酰化，进而发明了阿司匹林。只是因为他是犹太人，"二战"时期德国对犹太人的打压使得拜耳公司不敢承认他的贡献。直到20世纪90年代，英国史学家沃尔特·斯尼德（Walter Sneader）获得拜耳公司的特许，查阅了众多档案才将这一事件公之于众。遗憾的是，直到今天，历史学家斯尼德的结论仍然没有得到拜耳公司的承认。

　　自阿司匹林问世以来，人们从未间断过对其新功效的研究。除镇痛作用外，阿司匹林还有退烧、消炎的作用。1950年，阿司匹林曾作为"销量最好的止痛药"而被载入吉尼斯世界纪录。然而，阿司匹林的酸性毕竟刺激胃肠道，随着扑热息痛（对乙酰氨基酚）、布洛芬等镇痛药物相继被开发，阿司匹林便逐渐被替代，由此直接导致了20世纪70年代阿司匹林的销量大幅衰退的结局。

但是20世纪80年代初情况出现了转机,人们惊奇地发现阿司匹林除了可以止痛、退热和消炎,在预防和缓解心血管疾病、降低心血管疾病患者的死亡率、降低心梗患者第二次的发病率、抗肿瘤等方面具有药理作用,于是阿司匹林又逐渐成为临床一线的"明星药品"。虽然阿司匹林曾经因为副作用被"抛弃",但是随着医学的发展,阿司匹林又焕发了新的生机。

被禁用的退烧药:安乃近

生活在20世纪50年代的人们对白色药片安乃近(metamizole sodium)都不陌生,发烧、头痛的时候,人们只要吃下一片或两片白色药片,症状马上就能缓解很多,因此安乃近成为当时人们首选的退热药。

1952年,安乃近被上海五洲制药厂研制成功。在国内面市后,一度与阿司匹林、对乙酰氨基酚(扑热息痛)比肩齐名,成为人们常用的解热镇痛药。然而,在使用安乃近将近70年后,2020年该药被禁用,国家药监局接连公布了两个重要通告:《关于注销安乃近注射液等品种药品注册证书的通告》(2020年第29号)和《关于修订安乃近相关品种说明书的通告》(2020年第34号)。

中国药监局要求,立刻停止安乃近注射液、安乃近氯丙嗪注射液、小儿安乃近灌肠液、安乃近滴剂、安乃近滴鼻液、滴鼻用安乃近溶液片、小儿解热栓在中国的生产、销售和使用,并要求制药企业对安乃近相关品种的说明书进行修订。连续两条关于安乃近的重磅公告,让人们意识到问题的严重性。

从发现安乃近至今,安乃近已经有了超过一百年的历史。

在这百年时间里，安乃近也是命途多舛，经历了"人生"的起起落落。

1911年，德国赫斯特（Hoechst AG）公司在氨基比林的基础上，研制出能够即时起效的退热镇痛药，即安乃近。2年后，德国将其作为非麻醉性镇痛药上市。

安乃近为氨基比林和亚硫酸钠相结合的化合物，作为吡唑酮类解热镇痛药，具有止痛、抗炎、抗风湿的作用，主要用于高热时的解热，也可用于头痛、偏头痛、肌肉痛、关节痛和痛经等。自上市以来，安乃近在世界各国作为非处方"退烧神药"而风靡一时，广泛使用了半个世纪之久。

相较于早期上市的阿司匹林和后期上市的对乙酰氨基酚，安乃近具有显著优势。除了具备相似的解热镇痛作用，安乃近一般不会导致严重的肾功能损害。同时，儿童使用安乃近不会引发阿司匹林特有的瑞氏综合征（儿童在病毒感染康复过程中得的一种罕见的病，以服用水杨酸类药物为重要病因）。此外，与对乙酰氨基酚不同，过量服用安乃近不会导致药物性肝炎或暴发性肝衰竭。

然而，好景不长。随着安乃近的广泛使用，它的严重副作用也逐渐显现出来，如泌尿系统、血液系统与造血系统损伤、急性肾衰竭、暴发性血小板减少，以及过敏性休克甚至死亡事件等。多篇国外研究显示，安乃近引发的血液及造血系统损害最为常见，以粒细胞缺乏发生率最高。20世纪20年代，科学家发现氨基比林可以引起粒细胞减少，因为安乃近由氨基比林与亚硫酸钠组成，据此推测安乃近也可以引起粒细胞减少。

20世纪30年代，瑞典已经出现了与安乃近有关的不良反应报告。到了1974年，数据显示安乃近导致粒细胞缺乏的发生率高达1/3000，这一比率虽然比之前预测的要低，但瑞典仍然决定撤销市场上所有含有安乃近成分的药品。

1977年，美国食品药品监督管理局（FDA）基于安乃近可能导致粒细胞缺乏的潜在严重不良反应，同样禁用所有已上市的安乃近剂型。这一禁令迅速在全球范围内扩散，随后澳大利亚、日本、伊朗等超过30个国家也相继明令禁用或限制使用安乃近。

尽管这些国家对安乃近的限制和禁用给病人带来了很大的不便，但从长远来看，这些措施却为公众的健康提供了重要的保障。毕竟，安乃近作为一种非处方药，在很多地方都可以轻易地获取到，而其潜在的不良反应可能给病人带来严重的后果。

作为老牌的解热镇痛药，安乃近在相当长的时间里，被广泛认为是中国人退烧的首选药物，甚至直到1997年，安乃近在中国的产销量仍然位居解热镇痛药的前列。尽管一些发达国家已开始陆续禁用此药物，但世界上仍有许多国家在使用安乃近。为了满足国际市场需求，中国本土的制药厂开始将安乃近出口到德国、丹麦、荷兰等国家。此外，随着国内制药产业的快速发展，中国涌现出多家生产安乃近的制药厂。

其实，在一些发达国家宣布禁用安乃近时，中国卫生部已开始重视安乃近引起的不良反应。1982年，中国卫生部发布了《关于公布淘汰127种药品的通知》，将复方安乃近片列为淘汰药品，但对于安乃近的片剂、滴剂及注射剂则没有进行限制。

从1982年淘汰复方安乃近片至今，将近40年的时间里，虽然国家权威部门始终没有对安乃近再采取进一步的限制动作，但这并不意味着安乃近不会引起不良反应。恰恰相反的是，随着国家不良反应监测系统的不断完善，安乃近引起不良反应的案例愈加增多。2008年，国家药品不良反应中心发布的《药品不良反应监测信息通报》（第2期）共收集到有关安乃近引起不良反应92例。尽管如此，中国许多基层医疗机构依然在使用安乃近。

直到2018年，一篇名为《美国禁用40年的退烧药，我们还在给孩子吃》的文章引发了舆论关注。为了回应网络上对于"安乃近在国内应用"的质疑，国家药监局先后两次组织专家对安乃近制剂在我国的安全性、有效性和临床使用情况进行评价。专家认为，安乃近片剂和注射剂具有疗效确切的优势，但也可能引起粒细胞缺乏症等严重不良反应，不良反应多发的主要原因在于基层使用风险管控力度不足。

2020年3月，国家药品监督管理部门要求停止安乃近注射液等品种在我国的生产、销售和使用，对安乃近片、重感灵片等品种说明书进行了修订，安乃近最终退出了中国的退烧药舞台。

国家药品监督管理部门的这纸禁令让人们等了许久，为什么我们晚于发达国家30多年禁止安乃近？这是因为我国药品研发经历了漫长的发展，才研发出了可替代的国产药品。

目前市场上解热镇痛药种类繁多，剂型齐全。如果需要退烧或者止痛治疗，可以选择对乙酰氨基酚或者布洛芬，这两种药物也是目前市场上主流的退热药物。虽然布洛芬和对乙酰氨基酚各自具有副作用，但只要正确使用剂量，一般不会引起严重的不良反应。中国的药物研发实力提高，人们才能更快使用安全可靠的新药，潇洒地"抛弃"安乃近。

感人的退烧药：布洛芬的诞生

在应对新冠疫情的日子里，布洛芬成为家喻户晓的"明星药物"，甚至一度出现了一药难求的状况。作为世界上最畅销的镇痛解热药之一，布洛芬背后又有怎样的传奇故事呢？

2019年1月30日，"布洛芬之父"斯图亚特·亚当斯（Stewart Adams）在英国皇后医学中心去世，享年95岁。亚当斯一定没有想到，一年后的新冠疫情让布洛芬成了"新晋网红"。

1923年4月16日，亚当斯出生在英国北安普顿郡菲尔德镇一个铁路工人家庭。由于家境贫困，亚当斯启蒙上学时就读于拜菲德尔镇立学校，后来又随父母搬家转到唐卡斯文法学校就读。1937年，亚当斯来到马齐语法学校，但最后因家里无法支付学费，于1939年辍学。

亚当斯

后来，亚当斯在马齐的博姿（Boots）公司的连锁药店做了3年学徒，成为一名药剂师。在这个过程中，亚当斯对药学产生了兴趣，他的勤奋工作也获得了公司的认可，于是公司资助他到英国诺丁汉

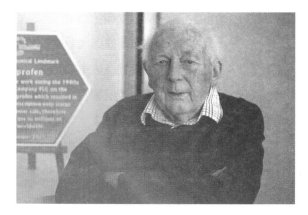

大学学习药学。1945年，亚当斯大学毕业。学成归来的亚当斯，回到博姿公司参与青霉素的研究，5年后又在公司的资助下前往利兹大学攻读药理学博士学位。1952年，他取得博士学位后转向止痛药的研究。这些经历都为他将来发现布洛芬奠定了坚实的基础。

自从1897年问世后，作为第一种非甾体类抗炎药，阿司匹林普遍被当作解热镇痛药使用。除了阿司匹林，另外一种用来抗炎镇痛的药物是类固醇，但是类固醇不能长期使用，阿司匹林在使用剂量较高时又会出现各种各样的副作用，例如出血、消化不良和过敏反应。看来，两类解热镇痛药都有不尽人意的地方。

1950年前后，阿司匹林逐渐退出舞台，很多医药学家开始组建研发团队寻找能够替代阿司匹林且副作用较小的药物。亚当斯也招募了化学家约翰·尼科尔森和技术员科林·伯罗斯，他们在6年间测试了600多种化合物的效用，只有4种药物走到了临床试验的阶段，但最后也都失败了。

直到20世纪50年代末，亚当斯的团队发现，此前的化合物出现较大副作用的原因是它们会被人体的各个组织大量吸收。只有让药物剂量既小又能起作用，才能避免副作用的发生。因此他们把目光从乙酸转移到了丙酸，开始研究一种叫苯基丙酸家族的化合物。研究一段时间后，他们发现了一种叫对异丁基苯异丙酸的化合物，这种化合物不仅能止痛而且副作用很小。

为了保证药物的安全性，亚当斯坚持在药物申请前先在自己身上使用药物，所以亚当斯经常以身试药，而对异丁基苯异丙酸疗效的验证发生在一场宿醉之后。"一开始，我因为要做个演讲，但前一天晚上和朋友出去喝了酒，所以早上起来头还有点疼。为了保险起见，我服了600毫克的布洛芬，结果发现非常有效。"亚当斯回忆道。正是这样一场意外的宿醉，让他发现了一种具有广阔前景的止痛药——布洛芬。

经过团队的多次研究和验证，他们发现当与同等剂量的阿司匹林进行对比时，布洛芬的消炎效果是后者的20倍，止痛功效是16倍，退热能力也在10至20倍之间。更重要的一点是，实验表明，这种物质在短期服用的实验者身上并没有表现出明显的副作用。

1962年，博姿公司将该药物的商品名正式定为"布洛芬"（ibuprofen），并向英国政府申请了专利。1969年，布洛芬在英国以处方药的形式开始流通；1974年，布洛芬在美国获得了处方药的销售许可。亚当斯得知这一消息后十分自豪，能让布洛芬获得英国和美国药品监管部门的认可，是他梦寐以求的。

虽然已经取得了相当大的成功，但亚当斯没有停下研究的脚步。20世纪70年代，他的研究团队逐渐发现，布洛芬不仅是一种退烧药，而且是一种镇痛药，能够缓解头痛、牙痛、痛经等症状。经过与英国政府长达5年的讨论，1983年，布洛芬被英国政府批准为非处方药，这也是英国第一个从处方药转向非处方药的药品。1984年，美国也将其批准为非处方药。

布洛芬很快在世界各地流行开来。亚当斯在阿富汗旅游时，看到很多山区的偏远药房都在卖布洛芬，布洛芬一举成为世界上最受欢迎的止痛药之一，甚至出现了"现代家庭中没有一些布洛芬的药柜是不完整的"的说法。布洛芬的成功也为亚当斯带来了多个荣誉，他不仅获得了诺丁汉大学的荣誉科学博士学位，1987年还获得英国女王亲授的大英帝国勋章，2013年被授予英国皇家化学会的奖章，2020年入选美国国家发明家名人堂。虽然各种殊荣加身，亚当斯依然选择留在博姿公司，继续为研究和开发非甾体类抗炎药事业而奋斗。

虽然专利期结束后，各国药厂生产的含布洛芬的药品名字各不相同，品种也多得数不清，但是主要成分一直没变，这都得益于亚当斯团队十年间对理想事业的热爱与忠诚。

布洛芬因其药效好、副作用小而成为世界上最受欢迎的止痛药之一，但是布洛芬也有不足之处——半衰期短。由于布洛芬的半衰期短，一天需服用3—4次才能满足缓解症状的需求。即使如此，血药浓度的波动也会使疼痛再现，特别是夜间，而多次给药所带来的峰值血药浓度又容易导致毒性副作用的产生。因此，需要一种较普通剂型疗效稳定，并且药效可延长的布洛芬新剂型。缓释胶囊就是为满足上述要求进行技术升级的剂型，受到了广大病人和医生的认可。

威如其名的解热镇痛药：对乙酰氨基酚

对乙酰氨基酚是治疗疼痛和发烧最流行和广泛使用的药物之一，在镇痛药物中占有独特的地位。与非甾体类抗炎药不同，对乙酰氨基酚几乎被一致认为没有抗炎活性，不会产生胃肠道损伤或不利的心肾作用。与阿片类药物不同，它对剧烈疼痛几乎无效，对呼吸也没有抑制作用。

对乙酰氨基酚的另一个名字——扑热息痛，是由它的英文名音译而来，也十分形象地展示了对乙酰氨基酚的作用：退热止痛。19世纪80年代以来，由于金鸡纳树日益减少，科学家们研发的水杨酸盐副作用难以忽视，他们开始寻找其他替代品。1878年，哈蒙·诺斯罗普·莫尔斯（Harmon Northrop Morse）首先通过用锡催化p-硝基酚和冰醋酸反应合成了对乙酰氨基酚，1887年，对乙酰氨基酚被冯·梅林（Von Mering）首次应用于临床，但是很快就被弃用，直到20世纪50年代才被重新启用。

从对乙酰氨基酚被发明出来，被弃用再到重新启用，成为亲民的解热镇痛药，它又经历了怎样的一段历史呢？

对乙酰氨基酚被发明不久，乙酰苯胺的退热作用被发现并广泛应用于退烧。1884年，两位年轻医生卡恩（Cahn Arnold）和赫普（Hepp Paul）向斯特拉斯堡（Strasbourg）诊所的著名医生阿道夫·库斯莫尔（Adolf Kussmaul）请教，如何治疗患有多种疾病的病人，其中包括受寄生虫感染的病人。库斯莫尔建议他们使用萘———一种肠道防腐剂进行治疗。卡恩和赫普采用了他的建议，但是病人在服药后依然受到寄生虫感染的困扰。不过令他们惊喜的是，服药后的病人居然退烧了。他们开始研究为什么萘可以退烧。结果发现，原来他们给病人服用的药物并不是萘，而是乙酰苯胺。之后他们在动物身上进行了相关试验，发现乙酰苯胺可以使动物退烧，并且没有明显的副作用。后来他们未经允许，违规地在24位病人身上做了试验，最后发现乙酰苯胺在人身上也具有退烧效果并且没有"明显"副作用。

当时，卡恩和赫普观察到，服用乙酰苯胺的病人皮肤会呈蓝色，但是这一现象并没有得到他们的重视，成功的激动与热情很快转化为了行动，斯特拉斯堡附近的一家小公司开始为年轻的医生们生产大量的乙酰苯胺。年轻的医生们把乙酰苯胺分发给感兴趣的同事们，很快乙酰苯胺作为"退热冰"被广泛应用于退烧治疗。

随着乙酰苯胺的广泛应用，"皮肤变蓝"的报告越来越多，人们开始注意到乙酰苯胺的副作用。后来人们发现这是由高铁血红蛋白症引起的"皮肤变蓝"。因为乙酰苯胺在体内代谢产生的物质可以将血红蛋白氧化为高铁血红蛋白，从而导致血红蛋白携氧能力下降，甚至会导致紫绀。发现乙酰苯胺的毒性副作用后，人们开始寻找其他的衍生物替代品。1899年，人们发现乙酰氨基酚是退热冰的代谢产物，可惜这些发现在当时并没有被重视。

1913年，奥斯卡·欣斯伯格（Oscar Hinsberg）合成了非那西汀，并与弗莱堡的药理学家卡斯特（Kast）一起证明了非那西汀与乙酰苯胺具有相同的疗效，但其毒性副作用更小。又因为当时拜耳和其他公司拥有大量的对硝基苯酚（苯胺类染料的合成副产物），可以很容易地将其还原成非那西汀，由此使得非那西汀的成本非常低廉。当时拜耳公司的高管曾说，欣斯伯格和卡斯特能够合成非那西汀纯靠运气，但是欣斯伯格和拜耳的首席化学家艾辛格伦（Eichengrun）却不赞同这一观点，他们认为非那西汀的发现是经过深入思考，才采用全合成的方法而得到的。无论非那西汀的合成是依靠运气，还是靠两位科学家的努力与天赋，最终非那西汀成为应用最广泛的解热镇痛药之一。

在20世纪50年代以前，阿司匹林、安替比林和非那西汀构成了镇痛药"三巨头"，主导了当时的镇痛药市场，但是当时人们过度地使用镇痛药，也导致了镇痛药的滥用。随着欧洲经济的复苏，瑞士传统手表业获得了巨大的发展，而当时的机械表主要由女性装配，精细又复杂的工作带来了头疼和疲劳。于是，人们在休息时，把治疗头痛的药片混入咖啡或黄油面包中，以此缓解头痛。当时治疗头痛的药片是散利痛，主要由咖啡因、非那西汀、异丙安替比林和巴比妥组成。除此之外，瑞士的一些老年女性，在咖啡店享用咖啡时也会习惯性地从服务员那里直接获取止痛药片，与咖啡一起饮用，其中止痛药片主要成分通常为非那西汀（或安替比林、异丙安替比林）、阿司匹林和咖啡因。这些生活习惯加剧了镇痛药的滥用。

镇痛药的滥用带来了严重的后果。瑞士科学家发现，巴塞尔及附近地区的人们间质性肾炎的发病率逐渐增加。起初，他们认为这是一种"疾病"（更确切地讲，应该是一种慢性中毒）。他们发现这种"疾病"通常发生在30—50岁的女性（多从事手表业工作）身上，最初表现为轻度高血压，后来发展为间质性肾炎伴随皮肤色素沉着，并且患者会因心肌梗死/或心功能不全而过早死亡。1953年，史普勒（Spuhler）和佐林格（Zollinger）怀疑这种"疾病"可能与环境有关，包括巴比妥药物或者抗生素的广泛应用，并且发现大多数病例都有慢性头痛且长期服用头痛药的经历。然而，这两位科学家并没有意识到间质性肾炎和镇痛药间的因果关系，尽管他们最初观察的44位病人中有三分之一经常使用镇痛药。直到1957年，莫什林（Sven Moeschlin）指出散利痛滥用与肾衰之间的关系，镇痛药肾病才引起了人们的注意。瑞士和许多其他国家的科学家研究发现，非那西汀是导致间质性肾炎、高血压和死亡的罪魁祸首，而在这时，对乙酰氨基酚再次出现了。

1878年，哈蒙·诺斯罗普·莫尔斯合成对乙酰氨基酚，拜耳公司就此向著名的药理学家冯·梅林请教，冯·梅林认为乙酰氨基酚的疗效比不上非那西汀，并且还保留了乙酰苯胺的一些副作用，例如导致高铁血红蛋白血症（后来被证明其实是杂质导致的），因此他不推荐将对乙酰氨基酚作为常用的解热镇痛药。

1946年，美国止痛与镇静剂研究所（the Institute for the Study of Analgesic and Sedative Drugs）拨款给纽约市卫生局（New York City Department of Health）研究止痛剂的问题。伯纳德·布罗迪（Bernard Brodie）和朱利叶斯·爱梭罗德（Julius Axelrod）负责研究非阿司匹林类退热剂为何引发高铁血红蛋白症（一种非致命的血液疾病）。他们发现对乙酰氨基酚是非那西汀主要的活性代谢物，并且相比于非那西汀来说，对乙酰氨基酚更加安全，因为对乙酰氨基酚不会产生苯胺，而非那西汀会产生苯胺，导致肾功能衰竭。

非那西汀因其肾毒性被禁用，对乙酰氨基酚作为非那西汀的主要活性代谢物顺理成章地进入市场，并逐渐取代了非那西汀的位置。1955年，对乙酰氨基酚在美国境内上市销售，商品名为"泰诺"（Tylenol）。

1956年，500毫克一片的对乙酰氨基酚在英国境内上市销售，商品名为"必理通"（Panadol）。1963年，对乙酰氨基酚被列入英国药典，并因其较小的副作用和与其他药物的相互作用而流行开来。

对乙酰氨基酚的市场份额不断扩大，尽管后来有许多非甾体类抗炎药上市，但长期高剂量使用非甾体类抗炎药会导致胃肠道毒性、肾脏损害、出血、哮喘样反应以及心血管毒性等问题，包括高血压、心肌梗死和心功能不全。由于阿司匹林会导致瑞氏综合征，因此全球范围内的儿童都禁止使用阿司匹林，这也推动了对乙酰氨基酚在孕妇和儿童中的广泛使用。作为阿司匹林替代品的安乃近则因其会导致罕见的不良反应——粒细胞缺乏症而被许多国家禁用，这进一步促进了对乙酰氨基酚的销售和使用。

令人遗憾的是，对乙酰氨基酚并没有大家想象的那么安全。过量使用导致的急性肝衰竭引起了许多国家的注意。有研究显示，使用对乙酰氨基酚的病人急性肝衰竭肝移植的比例是非甾体类抗炎药使用病人的两倍之多。对乙酰氨基酚的代谢主要是通过与葡萄糖醛酸和硫酸结合，形成无毒性物质经肾脏排出。其中约有4%—5%的药物是在CYP450酶（尤其是CYP2E1和CYP3A4）作用下形成活性醌类物质N-乙酰基-对苯醌亚胺（NAPQI），NAPQI可通过与谷胱甘肽结合而失去毒性。然而，当对乙酰氨基酚摄入过量时，它的主要代谢途径饱和，大量的对乙酰氨基酚转由CYP450酶系代谢，从而导致谷胱甘肽被迅速消耗，未结合的NAPQI与肝细胞大分子结合导致肝细胞损伤和坏死。除了人们熟知的肝毒性，对乙酰氨基酚还有肾毒性，主要与它和谷胱甘肽的结合产物有关。此外，NAPQI还可刺激肺部炎性因子释放，从而导致哮喘发作。

除了有肝肾毒性的副作用，作为唯一被推荐为孕妇和儿童用药的对乙酰氨基酚，其实对孕妇和新生儿也不那么安全。在对数据库和病例对照进行大量的数据分析后，科学家们发现怀孕期间使用对乙酰氨基酚导致新生儿患哮喘的概率增加。除此之外，对一些国家大型数据库的调查表明，怀孕期间使用对乙酰氨基酚会影响新生儿的正常发育，例如，与同一母亲怀孕期间未接触对乙酰氨基酚的兄弟姐妹相比，怀孕期间使用对乙酰氨基酚的新生儿在3岁时表现出较差的生理和心理能力。此外，有初步证据表明怀孕期间使用对乙酰氨基酚的母亲所生的男孩更容易患隐睾症。

虽然对乙酰氨基酚的副作用逐渐被人们发现，但它依然是一种非常广泛使用的药物。回顾苯胺类药物130多年的历史，可以发现苯胺类药物除了有解热镇痛作用，通常都具有毒性，即使科学家们用一种苯胺衍生物替换另外一种苯胺衍生物，也无法避免毒性副作用。那么，随着医学的发展，是否会有替代品取代对乙酰氨基酚的位置呢？这个问题有待科学家的回答。

激素类（甾体类）退热药

激素是由内分泌腺或内分泌细胞分泌的高效生物活性物质，在体内作为信使传递信息，对机体生理过程起调节作用。激素在希腊文的原意为"奋起活动"，它对机体的代谢、生长、发育、繁殖等起重要的调节作用。

糖皮质激素（Corticosteroids，CS）是一类甾体激素，经垂体促肾上腺皮质激素诱导后，由肾上腺产生和分泌，并受下丘脑促生长素释放激素的调节。糖皮质激素与新陈代谢、电解质调节、炎症和应激反应等有关。1950年，诺贝尔生理学或医学奖授予菲利普·肖瓦特·亨奇（Philip Showalter Hench）、爱德华·卡尔文·肯德尔（Edward Calvin Kendall）和塔德乌什·赖希施泰因（Tadeusz Reichstein）三位医学家，以表彰他们发现糖皮质激素及其结构和生物效应的贡献。

在发现糖皮质激素之前，医学家已经对肾上腺皮质的功能有所研究。1800年，居维叶（Cuvier）确定了肾上腺的皮质和髓质的存在。

1849—1855年，伦敦盖伊医院（Guy's Hospital）的托马斯·艾迪森（Thomas Addison）医生描述了一例肾上腺皮质功能不全的病人的表现：皮肤黏膜色素沉着，严重的胃肠道症状，以及低血压等危及生命的多种指征，尸体解剖发现双侧肾上腺萎缩和结核病引起的肾上腺功能衰竭，这种症状后来被命名为艾迪森氏综合征。

1856年至1858年间，布朗·塞卡（Brown-Séquard）医生发现切除双侧肾上腺的人很快就会因为低血压、感染、衰老而死亡，而注射肾上腺的提取物后会延缓病情的恶化。动物实验也表明，切除肾上腺会导致动物死亡。因此他提出肾上腺可能是一个分泌激素的器官。

布朗·塞卡与艾迪森的工作使其他研究者开始重视肾上腺。1895年，奥利弗（Oliver）从肾上腺髓质里面提取出一种具有增高血压作用的物质，取名肾上腺素。1912年，库欣（Cushing）将肾上腺皮质功能亢进综合征描述为：肥胖、闭经、多毛、皮肤紫纹、高血压、红细胞增多，对感染敏感等，并命名为库欣综合征。1927年，哈特曼（Hartman）将肾上腺皮质提取物纯化并用于治疗双侧肾上腺切除的动物，最后这些动物得以生存，于是将其命名为皮质激素。

爱德华·卡尔文·肯德尔（Edward Calvin Kendall）在第一次

世界大战之前一直在研究甲状腺激素。1930年，他得知一位医生用牛犊的肾上腺皮质提取液治疗了艾迪森氏综合征，成功地挽救了病人的生命。受此启发，他把工作重点从提取甲状腺激素转到了分离和提取肾上腺皮质激素上来，开始专注于研究肾上腺皮质激素。1936年，肯德尔成功地从牛的肾上腺皮质中提取出六种激素，他将其命名为化合物A-F，其中他觉得最有效的应该是化合物E［后来被命名为"可的松"（Cortisone）］。

就在肯德尔致力于分离提纯肾上腺皮质激素的同时，瑞士化学家塔德乌什·赖希施泰因也加入了这一行列。在他决定分离肾上腺皮质激素后，赖希施泰因与瑞士欧加农公司签订了共同研制肾上腺皮质激素的合约，负责从粗制的皮质提取物中分离出活性物质，然后由欧加农公司测定活性物质的生理功能和机制。

这种合作方式非常有效，使得赖希施泰因后来居上，超越了肯德尔领导的研究小组，并且达到了其他研究机构难以企及的高度———共分离出26种肾上腺皮质激素！直到20世纪末，全世界的科研人员所发现的肾上腺皮质激素也不过30余种。

"二战"期间，波兰的地下党组织宣称，德国军方正从阿根廷大量采购牛的肾上腺，以提取牛的肾上腺皮质激素。据说，给飞行员注射这种激素后，可以大大提高飞行员对缺氧的耐受能力，甚至飞机达到1.3万米高空时，飞行员都不会因缺氧而窒息。由于涉及飞行员的战斗能力，此消息立即引起了美国军方的高度重视，军方随即大量拨款支持进行肾上腺皮质激素的分离、提取及合成方面的研究。肯德尔就是这个项目的负责人，也是在这时，肯德尔开始和菲利普·肖瓦特·亨奇合作。

在与肯德尔合作之前，亨奇就已经猜想人体内应该有一种非常神秘的"X物质"，可以抗风湿并且让病人的关节炎性症状减轻，但是他一直没能找到这种物质。在与肯德尔合作后，他们达成了一致意见，认为亨奇所寻找的X物质就是肯德尔从牛肾上腺皮质中提取的化合物E，也就是糖皮质激素（可的松）。

　　化合物E的效果需要用临床试验验证，但进行临床试验需要较大剂量的化合物，直到1948年4月，肯德尔才合成足够剂量的化合物E，并把一部分寄给了菲利普·肖瓦特·亨奇，恰逢一位严重的风湿病病人向亨奇寻求帮助，化合物E的疗效也因此得到了临床验证。

　　病人是一位29岁的美国妇女，患类风湿性关节炎已经4年，病情逐渐加重，全身关节肿胀，疼痛剧烈，几乎无法下床，生不如死。无奈之下，她向风湿病专家亨奇寻求帮助，亨奇尝试性地用化合物E进行药物肌内注射治疗。让人惊喜的是，两天后奇迹出现了，这位饱受风湿病折磨的病人全身疼痛明显减轻，可以在床上轻松地翻身了；又过了两天，病人竟然能下地走路了，只是轻微有点跛行。

　　1949年4月，在美国一年一度的风湿病学会大会上，亨奇展示了病人在治疗前与治疗后的录像，这个录像震撼了在场所有人。一时间，"化合物E"的神奇疗效传遍全世界，成为人们心目中的"美国神丹"。

　　虽然肯德尔和亨奇已经验证了可的松的临床效果，但是仅仅从牛的肾上腺中提取的可的松并不能满足临床之需。1吨的牛肾上腺干燥之后仅剩下1千克，而这1千克的干燥物仅能生产出25克可的松。因此人工合成糖皮质激素非常迫切，科学家们纷纷开始研究如何实现人工合成糖皮质激素。1951年，先达公司的卡尔·杰拉西（Carl Djerassi）从一种野生的墨西哥山药中分离出薯蓣皂苷元，并由此开始了14步的可的松人工合成。仅仅过了几个月，美国密歇根州的厄普约翰公司又报道了11步合成反应，大大提高了可的松的产量，并且实现了可的松的商业化生产，如今可的松也成为了不可缺少的激素类药物。

生理剂量的糖皮质激素主要对机体物质代谢（如糖、蛋白质、脂肪、水和电解质）产生影响，所以糖皮质激素在治疗炎症、抗过敏、抗免疫等方面被广泛地应用。

糖皮质激素的抗炎作用主要是减轻机体对感染的反应，但对病原体无直接作用；另外还可以治疗风湿性关节炎。除此之外，20世纪50年代，美国约翰斯·霍普金斯大学约翰·博尔德利（John Bordley）和他的同事发现糖皮质激素对于治疗过敏性鼻炎和哮喘病人也有显著的效果。

糖皮质激素的抗过敏作用主要在于抑制组织胺类物质的形成与释放，以及减轻局部损害。糖皮质激素对免疫功能的影响因体内激素量的多少而有不同。当机体缺乏糖皮质激素时，免疫功能降低，适量补充生理剂量激素可以使之恢复。

随着糖皮质激素在抗炎、抗过敏、抗免疫等方面的广泛应用，一些副作用也逐渐显现出来。长期、大剂量地使用糖皮质激素会造成医源性的肾上腺皮质功能亢进，表现为满月脸、水牛背、向心性肥胖、皮肤变薄、多毛、水肿、低血钾、高血压、糖尿病等；还可能诱发溃疡、感染，造成骨质疏松、肌肉萎缩、伤口愈合迟缓等。如何进一步合理有效地利用好糖皮质激素成为医学家们研究的方向。

附录　我的发热故事

生病有时是一种财富

甄橙

提笔记录自己的发热经历，时间已是2023年12月，距离疫情结束已经整整过去一年。感叹岁月流逝的同时，也庆幸记忆不曾缺失。

清晰记得当时要举办一场论坛活动，由于时间紧、任务重，又因为还处在新冠疫情的非常时期，所以不经意间，早晨起床后就感觉浑身难受，说不出具体哪里不舒服，没有咽痛咳嗽，没有流涕头痛，但就是难受。找来体温计，腋下试表，体温接近38度——怪不得自己如此难受。

本以为吃片感冒药，多喝点水就会好的，哪知急火攻心，加之身体劳累，情绪紧张，腋下体温一天更比一天高，眼看体温逼近39度。我不敢怠慢了，拖着疲惫的身体，来到医院的发热门诊。在这里见到了许多同病相怜的人，也才知道医院里人满为患的尴尬。

发热门诊的就医方式酷似工业流水线。很佩服医院门口的保安，他发挥的作用不亚于医生。来发热门诊的病人大多发着高烧，个个难受，初到发热门诊时一头雾水。大家在保安的指挥下，依次去指定的地方挂号、测体温，然后到专门的诊室开各种化验单，之后是排队、缴费，再分头到相应的诊室做检查。所以刚刚在门口聚集的病人，会在抽血处、放射科等地点不期而遇，然后大家又会聚集在医生的诊室外，依次等待叫号。最后拿到手里的处方，几乎高度一致，不由得感慨现代医学的标准化诊断和治疗。我想这也许就是现代医学带给我们最好的诊疗方案和就医体验吧。我不想评论这种诊疗方式，只想说说切身的感受：在现代医学的治疗模式之下，病人似乎成为流水线上的机器，或许这是集中解决突发医学问题的最佳可行方案，但是给病人千篇一律、千人一面的感觉。

39度的高热，让我不得不卧床休息，终于理解了生病为什么要卧床，只有卧床睡觉才是休息。如果卧床还拿着电脑工作，那不叫休息。

发热虽然身体遭遇痛苦，但是也带来了难得的休息机会。在等待退热的过程中，可以让自己思考一些问题，这也是发热带给自己的一种福利吧。利用生病休息的时间，想一想许多年来或者最近做过的事情，哪些做得不错，哪些没有做好，给自己一个评判。然后再反思一下，这次为什么会生病？归纳总结，劳累、压力、身体透支，情绪紧张，这些是万病之源。年轻时多喝水可能就可以扛过小小的感冒，但是中年以后，如果仅仅靠休息喝水去抗病，显然是不够理智的。

难缠的发热让我们意识到了医学的局限性、身体的复杂性以及疾病的多样性。当我们生病到医院就诊时，如果一两次不能解决问题，千万不要轻易埋怨医生。身体是复杂的，疾病也是复杂的。在茫茫宇宙中，未知的问题非常多，医学难题也很多。即使医学发展到今日的水平，仍有许多未解之谜，比如发热，至今也没有完全消除的办法。因此，医学的探索之路仍然漫长，需要几代人不断努力。让我们一起加油努力。

我的发热经历

徐姗姗

　　印象深刻的一次外感发热发生在我刚开始工作的时候。当时教学任务很重，那天在新校区上下午各有4堂课，从上午9点开始上课，一直上到中午12点10分，中途休息1小时20分钟，然后下午1点30分又继续上课。

　　新校区因为地处温江，气温较老校区更低一些。上午的课结束后，一出教室就感觉冷，没过多久就出现了风寒感冒的症状，全身发热（没有测具体多少度，只是感觉发热明显），恶寒，咽喉开始疼痛。下午的课前面3节还勉强撑着讲下来，上到最后1节课简直咽痛难忍，连喝水都困难。等上完一天的8节课回到老校区的家中，已经很晚。如果自己开处方，再去药房买中药和煎药时间是不够了，而且这时候咽喉疼痛越发严重，几乎发不出声音。看了看自己的舌脉象，舌淡苔薄白腻，脉浮略紧。于是简单处理，找出家中常备的藿香正气液，服了2支就躺下睡觉，因为睡眠的过程其实就是人体阳气恢复的过程，服药加睡觉更有助于正气恢复。藿香正气液用于外感风寒，内伤湿滞的病证，对于我当时的病情也是合适的。

第二天早上醒来，仍然发热怕冷，咽喉痛，讲不出话。因为当天又要上课，但是这状态是上不成课了，只有申请调课。起床后感觉喉中有痰，到水槽去吐了两口痰，发现痰中带有一点血丝，突然领悟到这不就是《伤寒论》第四十六、五十五条所讲的内容吗？

《伤寒论》第四十六条："太阳病，脉浮紧，无汗，发热，身疼痛，八九日不解，表证仍在，此当发其汗，麻黄汤主之。服药已微除，其人发烦目瞑，剧者必衄，衄乃解。所以然者，阳气重故也。"

《伤寒论》第五十五条："伤寒脉浮紧，不发汗，因致衄者，麻黄汤主之。"

虽然我的表现不是原文所讲的"鼻衄"，但痰中带血丝同样提示病邪有从血分外解之机，那就因势利导，祛邪外出，于是我又服了3支藿香正气液，服完药赶紧喝下2杯热水助药力，半分钟时间不到，全身汗出。汗一出透，咽痛、发热就完全消失了。虽然没有直接沿用《伤寒论》的麻黄汤，但是藿香正气液也同样有效，治疗基本原则是一致的。当天感冒痊愈，顺利完成授课任务。

我与发热

张程程

试着写"自己与发热的故事"之前，我躺在床上仔仔细细思考了22年人生历程中，身体健康状况的变化。结论是，一直到2019年离开家到北京读大学之前，我都可以算是个体弱的人。

写下这句话我自己忍不住笑了，怎么看这个时间节点都觉得很奇怪——怎么着，上个大学能改变人的体质吗？

但是从结果来看，的确是这样的。五年制的本科生活，现在已经是大学五年级，在前四年半的时间里，我的体温计只用过两次。时间慢慢回溯，高中，初中，小学，学前班……请原谅一个现在还没完全踏出校园的人，大部分的记忆都在学校——几个阶段加起来，十三年漫长的学校生活，我好像从来没有逃脱过季节性流感的袭击，大多数时候甚至"有幸"成为全班同学中第一个开始咳嗽的人。

我常因此感到既愧疚，又遗憾。愧疚当然来自难以避免地传染同学，至于遗憾……虽然每年春夏交替和夏秋交替都病两次，但我却从来没有严重到因此耽误上学。

对自己的身体状态最初的印象，大概是六七岁的时候。显而易见的体弱，体现在两个方面。第一方面比较简单，我总是动不动就平地摔，摔得血肉模糊之后结痂，没过几天旧痂还没掉完，又摔，强迫换上新痂。记忆中，我爸总是笑着说我妈，咋整天带个腿上流血的小孩回家。结果有一天中午，妈妈有事，换成爸爸来接我回家，正好也要去参加亲戚的婚宴，结果那天在马路边上我摔了一跤，记忆里最狠的一次摔跤，我发誓我没有故意摔倒……当时，两条腿磕得血肉模糊，我爸这位高大的男人慌忙把我抱起来百米冲刺跑去学校边上的诊所，我看着流淌的鲜血很害怕，还在人家诊所吓尿了。开诊所的年轻医生人很好，不仅没骂我，还给了我一颗棒棒糖。消过毒包扎好之后，我还是去了亲戚的婚宴。

晚上妈妈回到家的时候看着我的腿就什么都明白了，白纱布上洇着一点浅红色。她蹲下来问我，今天又摔倒啦？我说是。谁给你包扎的呀？我说校门口的诊所阿姨。我鬼使神差地瞟了旁边的爸爸一眼，他正襟危坐，目不斜视。

第二件印象深刻的事，就是我妈动不动就要扯着我去村头找诊所的医生阿姨输液。我现在不记得那个阿姨的姓，只记得她单名一个"红"字。输液的原因总是反复感冒，继而发热，咳嗽，咽喉肿痛。其实对母亲来说，更方便的治疗应该是带自己的小孩去诊所打个屁股针，肌肉注射剂量小又快捷，但可惜我妈摊上我这个平常都很乖，就是怕打屁股针怕到哇哇大哭的坏小孩。即使记忆已经模糊，我也很难忘却她曾认真地问我为什么不想打屁股针？我说，打完针坐着就一直疼，翘着半边屁股又太累。没错，很真实，对一个六七岁的小孩来说，不想翘着半边屁股上课，这个理由足够毁天灭地。最终的结果当然是我妈认输，把我放在自行车的后座上，载着我去诊所，打吊瓶。

除了输液，发烧时吃药也是常事。我妈的确是一个很有创造力的女人。我生病常会发热，扑热息痛片是家常便饭。药片又白又大又苦，即使能按照药片上预先留的凹槽掰成两半吃，我也咽不下去。她想到的方法是，拿出两个小钢勺，药片放在一个勺里，用另一个勺与它重叠，手上使劲，让上面的勺把下面勺里的药片碾成粉末。这个聪明的操作让我震惊了很久，不知道是不是母亲们都会这种全国统一的操作，但是我当时觉得我妈是个天才。下一步操作是用一点水倒到勺子里，把很苦的药片残骸冲开，然后让我一口喝下去，喝完还要舔干净勺子底儿剩下的那些药渣。我吃药吃惯了，虽然苦得眉头发紧，但并不抗拒。因为吃完药，身上就不会忽冷忽热的，很舒服。

9岁时，父亲因事故不幸去世。之后，我的体质似乎有了一次飞跃性的提高，生病的频率没有那么高了，每次生病也都不那么严重，很少需要输液。长大后，吃药也不用碾碎，可以直接吞下扑热息痛片，甚至不喝水也能吞下去。

我知道自己是什么样的人，总是在书包里装着一个水银体温计和一些退烧药。初中时摔了一支体温计，我心疼了很久，后来新买的体温计一直使用到现在。没错，它现在就在我的笔袋里，已经跟了我9年了。初高中的课堂上，如果感到身体忽冷忽热，我一般会直接摸出体温计，不甩，就夹在腋下，因为上次用完大概率是甩好了的。到时间拿出来看看，如果发热了，就采用上课偷吃东西的姿势把药藏着掖着，丢进嘴里，也不喝水。现在回看那时候的做法其实不太好，比如，37.7摄氏度就会吃退烧药。发热时坚持听课是很有趣的事，人比较昏沉，还要忍受自己的咳嗽或者咽口水的喉咙痛，脑子昏沉沉的，下课时倒是也没忘记老师都讲了些什么，反正得把体温计拿出来甩一甩，让水银柱缩回36摄氏度以下。

时间就这样平凡地过去，高中就不太感冒发热了，发热频率基本上维持在一年两次。遇到流感季，我的体温计就会在班上传来传去地用，居然坚持了3年没碎。同学们都是温柔的人吧。

平静地上了大学。初高中当了6年的班长，高中还是学生会长和学校的领操员。我一直以为自己是个很外向的人，喜欢那种"振臂一呼"的感觉。但其实我忽略了每个寒暑假在家里我都是最"宅"的人，从不和同学一起出去玩。离开家来到大学，也不再是班长，身边的同学们各自选着不同的课，分头安排自己的日子。我深深爱上了这种生活方式，开始自由地沉浸在自己的小世界中。大一时，穿梭在学校的各个角落，上课，跑步，未名湖边读书，我没有意识到，季节性流感已从我身边溜过。

后面的2020年和2021年，新冠疫情不用多说，所有人都尽量减少与众人接触。一直谨遵纪律，戴着口罩，总是保持绿码，不出意料平顺地逃过了所有感冒。环境塑造也好，自由而能展现天性也罢，我发觉自己真是个内向的，喜欢沉浸在自己的世界里的人。发热，或者说感冒，大约是随着热闹的人群一起，被我敬而远之了。

2022年12月，不巧地感染了新冠。我只准备了一盒感康。大概是因为幼年记忆，我对感康这种很像老式扑热息痛的硬质药片，信赖程度远高于胶囊。当然不是说胶囊不好，药物的疗效不因它是胶囊还是片剂而改变什么，这只是一种心理上的加成。在因新冠而发热的夜里，我久违地重新"拥有"了忽冷忽热的知觉，然后，初中到现在用的体温计披挂齐整重出江湖，体温计、一大壶水、一盒感康，被我一起放在床头。

发热的直观感受是头很重，稍微偏侧就感觉要倒过去。在床上坐起来，靠着墙，抱着我的几个毛绒玩偶，能感到口中呼出的气都是热的，肺里的气呼出来比嘴唇烫。吸一口气，觉得室内的空气凉丝丝。量一下体温，却只有37.7摄氏度。我的医学知识告诉我，没必要吃药，因为头不痛，也不是很难受。大概是晚上两点，室友们都睡了，我拉开自己的床帘，寝室静悄悄。晃晃头，灵魂大概比肉体慢半拍，能感觉到意识"晃荡着回正"。好在很清醒，觉得这好玩，就坐着，极小幅度地晃来晃去。这样发着呆，随着音乐摇匀自己，再一看时间已是凌晨3点半了。量体温37.8摄氏度，还是不太热，也没什么其他的不适，意识漂浮的感觉没有加重也没有减轻。太无聊了，于是我打开药盒，吃了一颗，咕噜咕噜喝了几大口水。没错，水穿过食道，也有凉丝丝的感觉。不玩啦，睡觉——感到凉凉的水流沉到胃里，我躺下，盖好被子，很快就睡着了。

即使感染新冠，我也就有这么一次明显的发热。那之后是很快地"走流程"，喉咙痛，咳嗽，好转。大概是因为2022年夏天总在健身，即使冬天偷懒了几个月，体质基础还是很好，不到一周也就基本痊愈了。

时间来到2023年4月21日。普通的周五，在医院见习，早上起得很早，下午回来得也早。5点从医院回到学校，去教学楼自习到晚间，和男友打了电话，顺便去超市买了份果切，买了个煎饼，拿到旁边的食堂里吃完。到晚上12点躺在床上准备睡觉，一切都很正常——睡了没多久，2点钟，醒了。

我感到上腹部很胀，胀得发痛。大概是煎饼和果切在我胃里打架。躺着试图打嗝排出胀气，并没有成功。于是悄摸下床，试图端正坐着，想着这样打打嗝也就成了。10分钟，20分钟，只感觉上腹的胀气感越发严重，虽然打嗝之后会缓解很多，不一会儿又会比之前更严重。我觉得不对，又有了欲吐的感觉，跑去楼内卫生间试图抠嗓子眼吐一吐，想着也或许这样就好了。观察自己的呕吐物，看起来没什么奇怪的，顶多有一些水果还是原本的颜色，西瓜最为出众——如果这段让读者不适，我要抱歉。判断没有什么大问题的我，又顺着感觉吐了几次，吐不出来的时候就在走廊里慢慢踱步，试图打嗝。折腾到5点半多，天蒙蒙亮了，反复的呕吐和打嗝仍然没有缓解上腹部的胀痛，我决定穿好衣服，去医院。

因为学了一些医学知识，又在医院见习，整夜自己折腾的过程，我感觉颇是珍贵的体验。没有惊动室友，也没告诉什么人，学校背后就是北医三院，我下楼慢慢踱步出门。楼外蛮冷，裹紧身上的衣服。那夜下着小雨，我懒得上楼拿伞，雨丝很细，随着晚春的风拂在脸上，温度很低。顶着小雨走到夜间接诊的地方，例行程序：先查血压，夜班的护士大哥说我心跳有点快。我愣了一下，说"哦可能是走过来有点急"。他指指分诊台，让护士姐姐给我测个体温。我很疑惑，就说，没发烧，我是肚子疼来着。大哥笑了，说你量一下嘛。

一量倒好，38.7摄氏度。我不太敢相信这个数字，想起新冠时的体验，又晃晃头。

我是有点晕。

原来是肚子太疼，脑筋又活络着想，应该吐一吐还是喝点水，没顾上注意头晕和身体的不适；出门之后又下着晚春的小雨，理所当然地觉得是雨打在身上才感觉冷。我对自己哭笑不得，还真是个蛮失败的医学生。

后来被指去发热门诊，先确认不是新冠感染，又抽了两大管血，7点多的时候化验结果出来，一看白细胞，15.68个单位，正常范围应该是3.5—9.5，检查发现是挺严重的急性肠胃炎。

乐上心来，等后续诊断的时候，我拍下自己的检查结果，发到班级水群里："来兄弟们，诊诊我的病，主诉胃痛发热。"

一个接得住梗的同学在群里回我："那再去拍个X光，做个核磁、CT吧！"

笑点是，就在前一天，医院的见习课上刚刚讲过，如何分析一般诊断所需的检查结果。血常规以外，视疾病情况，有时需要影像学检查，也就是上面提到的几种了。当然，我这简单的急性胃肠炎并不需要做那些。

确诊之后，我按部就班地取药、吃药，艰难地忍着胃胀喝粥，回到医院输液。输完液出门，深吸一口不再感到那么冷的空气。

到这里，我和发热有关的故事其实讲得差不多了。我兴致勃勃，想找来我的好战友——陪了我9年的体温计，出来拍个照给读者们亮个相。但当我把它从包里拿出来时，发现它不知道什么时候，碎了。

这也是个神奇的体验——要不是写这些发热相关的经历，我大概还要很久才会把它拿出来，看到它已经碎掉。

好在装这温度计的硬质密封塑料管是完整的，只有里面的温度计碎了。此刻，我已拍下了它的"遗照"，拿着它，观察塑料管里水银珠的滚动。

这一定不是我与发热故事的结局。但也是该和这个相伴9年的老朋友告别了。

希望发热疾病与我远离。

一场乌龙：低血糖还是发烧

刘方方

那次发烧大概发生在2014年暑假期间，当时的我刚刚结束初一，因为要参加市里的抽考考试，所以留在学校继续学习。

在谈到那次发烧前，要先说一下发烧前一段时间发生的事，那是临近期末的一天。那时候我是寄宿生，早上6点起来早读的时候，我的同桌突然告诉我她很不舒服，我就立即告诉老师，申请去医务室看病。

老师同意后，我和另外一位同学扶着这位同学前往医务室，这时，我的同桌已经无法自主行走了，看起来症状十分严重。到了医务室，医生进行了询问和诊治后认为同桌是低血糖导致的晕厥无力，给同桌打了一瓶吊瓶，输入葡萄糖溶液，同时开了一大包葡萄糖粉让我同桌回去泡着喝。

原本这只是期末来临前的插曲，没想到几天后，我们宿舍的另外一位同学也低血糖了。当时，我想到一方面可能是因为学校的食堂味道不好，大家吃得比较少，另一方面可能是因为期末考试临近，大家的压力比较大。除此之外，临近放假，宿舍还有一位同学出现了低钾血的情况。因为这些事情接二连三地发生，所以当我出现头晕、不舒服的症状时，我一开始也以为自己是低血糖，并没有想到自己会是发烧。

那是一天的上午，我还在上课，忽然感觉到头昏脑涨，因为我当时早餐没怎么吃东西，我就立马怀疑自己是不是低血糖了。所以，中午回到宿舍后，我和舍友一说我的症状，她们也觉得我可能是低血糖了。其中一位舍友还给了我两支葡萄糖口服液，现在我还记得口服液的味道——一种十分诡异的甜。

喝完口服葡萄糖溶液后，我就想午休一下，下午应该就好了。但没想到的是，午休结束后，我的症状没有减轻，反而更加严重了。这个时候，我意识到自己可能并不是低血糖了，而是其他疾病。我先量了一下体温，发现自己体温已经快到39摄氏度了，需要赶紧退烧。我就告诉了我当时的班主任杨老师。

杨老师得知我生病后，决定带我去县里的诊所看病，可能是觉得医务室对付不了高烧。老师骑着电动车带我去看病，一路风吹，到了诊所再量体温，大概在38.5摄氏度左右，医生说要想尽快退烧，最好是打针。

当天打了一针后，症状就减轻了很多，晚上再量体温的时候，就已经降到了37摄氏度左右。当天晚上睡了一觉休息后，第二天上午又去打了一针，才算痊愈。

那次发烧应该是我现在唯二印象还算比较深刻的发烧了，另外一次就是2022年末因感染新冠出现的发烧。也正是因为那次发烧，我了解并记住了自己发烧时会出现的症状，为我之后发烧时的诊断做了铺垫和准备。

其实那段时间我已经随时做好了感染新冠并发烧的思想准备。特别是2022年12月19日，我还去到公共大教室参加流行病学的期末考试，当时校内都是感染新冠的同学，所以考完试那几天我就做好了准备。不出我所料，21日上午8点左右，我还在为一门专业课的期末考核复习，忽然感觉脸部温度升高，头有点昏，我就意识到自己可能发烧了。一量体温，果然已经

37.5摄氏度，我立马服用了当时疫情期间的"明星"药物——布洛芬。9点开始考试，考试进行到一半的时候，我感觉到自己的体温开始下降。果然，考完试后我的体温就降到了36摄氏度多。

中午吃完饭，我躺在宿舍准备午睡。没想到的是，午睡醒来两个小时后我的体温又一路飙升，直接升到38摄氏度，当时还心想新冠果然不会轻易放过我。又吃了一颗布洛芬后，我继续躺在床上休息，感觉到自己的体温慢慢下降。

等到22日一早醒来，我发现自己的体温没有再上升，就意识到我应该不会再发烧了，果然后面一直是咳嗽的症状，发烧没有再次出现。

这两次发烧，一次我一直把发烧错认成低血糖，一次我早早就准备好迎接发烧。这不仅和我当时所处的环境有很大的关系，也和我对自己发烧时主要症状的认识和了解有关。自从初中把发烧错认成低血糖后，我对自己发烧后的症状就有了很好的认识与理解，之后每次发烧出现症状时，我都能准确地认识并诊断出来。

我的退烧小史

陈秋岑

在我的二十年人生中，并没有什么大灾大厄。因此要说起我的"退烧小史"，大概总是平淡如水的。我在中学时代甚少生病，即使是班内咳嗽声不绝的流感季，我似乎也有个"金刚不坏之身"。按我母亲的话说，大概是因为幼时生病太频繁，把青少年时期的"罪提前遭了"。

"6岁之前的孩子最多病。"母亲如是评价道。她还知道我发热的固定周期是一个月，"只要觉得大概是这个时间了，一摸你的脑袋，你就热起来了。"之后就是惯常的求医、问药、扎针。只有一次很不寻常。大概是在我不足2周岁的时候，因为发烧，我需要到医院打针。当时我太小，针要在头皮上刺入。也许是皮薄导致痛感强烈，我哭闹得十分厉害，以至于针扎进去就被甩脱了。如是几番折腾后，药液是一点儿没打进去，我倒是满身大汗，却也就这样退烧了。于是母亲抱我回了家。

这样看来，"对症退热就是治病"的朴素疾病观的确令人信服。也无怪乎曾经的医生、患者一度对放血、催吐、桑拿等疗法倍加推崇。母亲说："也许你不记得了，但是我却清楚地记得这一次神奇的退热。"的确，幼时的记忆已经模糊，但若论"发汗退热"，我却还可以有些话说。

2022年底，我们宿舍四个人就接连"中招"，感染新冠。我是坚守到最后一个才发热的，却是体温最高的，后半夜烧起来时就已经超过了39摄氏度。当时正是期末季，第二天还要爬起来复习考试。我吞下一片感康（含有非甾体类抗炎药成分），不一会就开始发汗，体温下降至36摄氏度，如是维持了约三四个小时。待到药物被身体吸收、转化、排出，体温就又重回高值。

也正是那时候，我在新闻中看到了好几次国内哄抢退烧药的热潮。母亲也说外婆在家里囤了不少。我提醒此药只是对症而非治本，并大约讲了些它的药理作用——抑制身体产热、促进身体散热，对新冠病毒本身并无杀伤作用。但无论如何，单论吃下退烧药后的直观效果，的确称得上是"灵丹妙药"。我能够清楚地认识到"发热是机体的反应，疾病是病原体的造物"这一点，完全是因为我对病因、病理及药理十分清楚。正是如此，我才能够避免滥用药物，避免因为症状不明而延误病情。

只有认识疾病、认识药物，才能"知己知彼"，才能战胜疫病。只要能够给予读者稍许思考，能够为读者提供一副更加客观完整的疾病"画像"，这些文字就有了它们的价值。这些发热的历史，也就有了它们的价值。

经方退热

陈昱良

虽然妈妈总是抱怨我小时候身体不好，很容易半夜发烧。但是从记事起，我就没有发烧相关的印象。三年疫情，熬过了每一波封控，甚至在学校做了半个月核酸检测志愿者——"大白"，依然活蹦乱跳，不知发烧为何物。直到2022年12月的一天，忽然就觉得烦躁，头痛，感觉热度从体内骨肉之间散发出来，额头、脸颊、前臂摸起来都很烫，又完全不出汗。身体酸痛，没有力气，看东西都模模糊糊。睡了一个从正午到黄昏的长长的午觉，醒来发现，身体的热度并没缓解，身上的酸痛反而加重，连嗓子也开始痛了——终于后知后觉发现，我大概是发烧了吧！很不巧，前几天药品紧缺购买困难，对自己身体状况过于乐观的我，已经把家里的布洛芬都支援了"倒下"的朋友，颇有点弹尽粮绝的无奈。用体温计量了一下，38.9摄氏度，原来发高烧是这么难受的感觉啊！盘点一下手头的草药——麻黄、桂枝、杏仁、甘草，还好能凑出一副麻黄汤。虽然感觉麻杏石甘或者荆防败毒更对症，但眼下要先解决发烧，忍着头痛抓了几撮草药放进养生壶，煎20分钟，一杯喝掉，裹紧被子蒙胧睡去，梦里都是汪洋大海，醒来发现大汗淋漓，睡衣湿透，连枕头都打湿了。不过头脑清明了很多，那种闷热暴躁的感觉一扫而空，果然汗出身凉，按照《伤寒论》，现在应该喝一点凉的粥收汗固表，打开手机叫了一份小米粥外卖，发现此前视线模糊的问题都大为改善——经方果然神奇！

我的自然退热法

刘丹彤

上一次发烧还是在2022年底，当时儿子还在发烧，老公下午也开始体温升高了。我大概是从下午5点多开始，觉得不太舒服，有些头疼头晕，身上有些发紧，嗓子有点儿疼，但不太严重。当时没测体温。但在全家都在发烧的情况下，我觉得我很难幸免于难。聊做补救，我打了两套八段锦，觉得身上微微热了些，还比较舒服，就继续做饭、陪娃了。晚上大概11点多，我躺在床上，开始感觉全身的骨节都有点儿疼，还有点儿冷。坏了！莫不是要烧起来了！我赶紧钻进被窝，希望明天一觉醒来，一切都过去了。但是，事情并没有往我希望的方向发展。夜里，我越睡越冷，冷到起来又拎了一条被子裹上，然后沉沉睡去。第二天几乎昏睡一整天，饭都没吃。依然怕冷，紧紧地裹着被子，但能感觉到有出汗。每一次的醒来和起床都是为了上厕所，而每次上厕所都要迅速掀开被子，套上加绒睡衣，跑去厕所，回来喝几口水，再迅速脱了睡衣躺回去。似乎但凡动作慢点儿都会冷到自己。除了冷，就是想睡，骨节疼痛，但不太严重。一直到第三天的早晨。8点多我醒来，觉得症状好多了，怕冷明显减轻，身体也不怎么疼了，我甚至在犹豫是不是还可以爬起来给学生上课。无奈，腋下38.8摄氏度。于是我又乖乖躺回了床上。大概是因为前一天睡太多了，这次怎么也睡不着了，就半清醒半糊涂地眯着。虽然躺着没什么症状了，但也并不想起来，下床还会觉得头晕脚软。早晨和中午喝了点儿小米粥补充体力，中间喝过几次水，没吃药。一直躺到晚上，体力逐渐恢复，再测体温，已经降回37摄氏度以下了。这一轮发烧就这样一路睡过来了。

感冒与麻黄草

孙灵芝

斯坦因、斯文赫定、贝格曼和新疆考古研究所的研究人员在罗布泊地区发现了墓葬麻黄，测定距今3800多年，实验证明它为中国最早的药用麻黄实物——中医治疗感冒的时候，麻黄汤十分经典，里面主要的成分麻黄草为麻黄科多年生草本状小灌木。

麻黄草的主要药用品种有草麻黄、木贼麻黄和中麻黄等。麻黄草具有镇咳、平喘、祛痰、发汗等作用，是工业上提取麻黄素的主要原料。在药店里，有一种与麻黄汤几乎有同样退烧奇效的经典药物——"白加黑"。

在读书的时候，有一天我因为发烧去药店买"白加黑"，但是当我到达药店的时候，惊讶地发现需要登记我的身份证信息才能买药。我十分惊讶，因为之前买感冒药都是买了就走，方便得很，怎么这次要登记我的身份证了？我当笑话一样告诉我的妈妈："妈，北京就是不一样，买药都要登记身份信息，安全得很。"直到后来我才知道，是因为白加黑含有"伪麻黄碱"成分才需要进行管控。在我来北京读书的那一年，也就是2012年9月，国家食品药品监督管理局联合公安部、卫生部共同发布了《关于加强含麻黄碱类复方制剂管理有关事宜的通知》。2023年10月，我前往亳州药市考察，看到了一个横幅"严厉打击非法经营麻黄草违法犯罪活动"，又想到了很多年前去买感冒药需要登记身份证的往事。

中西合璧　小儿退热

孙鑫

家有一个2周岁的人类幼崽，"纯阳之体"的小宝宝最常见的症状便是发烧，所以作为父母，我们时常要照料发烧的孩子。而且孩子受限于言语能力发展，往往还无法准确表达自己身体的不适，几乎完全依靠照看者的实时观察。孩子最近一次高烧是支原体肺炎引起的，起烧非常迅速，从体温正常到38.8摄氏度只用了短短的10分钟。发现孩子发烧后，我们立刻采取了种种退烧降温措施，先按照适宜剂量给孩子喂了美林（布洛芬混悬液），在等美林起效退热前，为了防止孩子体温持续飙升导致惊厥，一直在用温水擦拭物理降温和中医推拿手法"清天河水"帮孩子稳定体温。小朋友虽然比较排斥物理降温，但好在也比较配合。待美林起效，孩子体温暂时降到38摄氏度以下后，我们就试图用各种方法哄他入睡，让他的身体得到足够休息，修复力量来抵抗疾病的侵袭。趁他睡着，我们就根据症状、舌苔情况等给他开对症痰热蕴肺的中药方剂，抓药煎药，等他睡醒服药。庆幸我家小朋友喜欢喝中药汤剂，服药后效果立竿见影，应是对证了。之后两天略有复烧的迹象，我们也第一次尝试了给孩子大椎拔罐的方式退烧，效果也不错。中西医结合治疗的方法又让我们免于一次医院就诊的奔波之旅。

食疗与药疗

马明越

我是一个爱发烧的人，也容易出现高热，几乎每年要发热3到5次。身边有少数的朋友从来不发热，我真是羡慕。发热是一个非常难受的经历，我只要身体发热了，就躺到被窝里什么也不做，不洗脸，不刷牙，浑浑噩噩地过上几天，直到体温正常了，再恢复日常生活和工作。我的发热一般都是咽喉（扁桃体）炎症引发的，咽喉明显疼痛，特别是咽口水时候疼得更加明显，同时伴随有同侧的颌下淋巴结肿大。

发热时没有食欲，什么也不想吃。只吃得下一些属于凉性的水果，比如常见的梨、橙子、香蕉等。有时在快要痊愈的时候，肚子也会饿，常常吃一些稀粥、烂面条等好消化的食物。

其实说到发热，对我而言最痛苦的应该是睡觉。基本上只要发热，就明显休息不好。先是睡不着觉，好不容易入睡了，就是乱梦纷纭，各种奇怪的梦，大体都记不住，但是晨起精力疲乏，非常难受。直到体温正常后的第一个晚上，睡觉就会迅速恢复，使我能够有一个香甜的睡眠，一种对睡眠的珍惜之感油然而生。

最后谈谈我发热时的治疗方法，主要是服用中药汤剂，一般两个小时喝一次，以维持有效血药浓度。非甾体类抗炎药我不太喜欢，只有体温超过39摄氏度后，实在坚持不住了，有时才会稍微喝一点。要是能够明确有细菌感染存在，还是会应用抗生素。剩下就是对症服用些中成药。

刻骨铭心的发热备考体验

孟无方

2022年12月，正在准备一个重要的考试的傍晚，忽然感到全身发烫，口干舌燥，摸着脉搏计数，心率已经上了80，于是知道不妙——八成是朋友圈里此起彼伏的病情，终于降临到自己身上了。喝了一大杯水，准备上床睡觉。人轻飘飘的，走到床旁边都费了好大力气。本来忙于备考，就没怎么认真吃饭，但是完全感觉不到饿，只是头痛越来越严重，躺在床上却睡不着，耳朵里能听到心跳的声音，平常明亮的灯光现在怎么看都觉得刺眼。正在闭上眼睛催促自己入睡，备考资料上的句子滑过眼前：发热是体内抵抗感染的机制之一，包括致热源性发热、非致热源性发热……睁开眼睛摇摇脑袋，感觉自己真是学魔怔了……出于独居人士的安全意识，想了想，还是起来测个体温吧。38.6摄氏度，咽干咽痛，肌肉酸痛，食欲不振，基本可以确定中招了——那就吃一片布洛芬吧。吃完药躺回床上，困意袭来，意识逐渐模糊，暖洋洋的感觉仿佛沐浴在阳光下，耳边能听到微风轻轻拂过，每一个毛孔都洋溢着舒畅，感官从未如此敏锐过……不知过了多久醒来，睁开眼睛，夜色逐渐褪去，晨曦的天光渐渐照亮了窗帘，细细回味那个缥缈的梦境，似乎什么都没有发生，似乎又充满了美妙的体验，窗外车水马龙的噪声提醒我，清晨的早高峰已经到来。莫名有点留恋那种温暖轻松的感觉，不过，我想，还是不要再发烧了吧。

参考文献

[1]   Andrianaivoarimanana V, Wagner D M., Birdsell D N, et al. Transmission of Antimicrobial resistant yersinia pestis during a pneumonic plague outbreak[J]. Clinical Infectious Diseases : an Official Publication of the Infectious Diseases Society of America, 2022, 74(4), 695–702.

[2]   [意] 阿尔图罗·卡斯蒂廖尼. 医学史 [M]. 程之范, 甄橙, 主译. 南京 : 译林出版社, 2013.

[3]   [美] 班凯乐, 十九世纪中国的鼠疫 [M]. 朱慧颖, 译. 北京 : 中国人民大学出版社, 2015.

[4]   Bergmann K C, Ring J. (eds). History of Allergy[M]. Chem Immunol Allergy. Basel, Karger, 2014, 100: 311–316.

[5]   Bertolini A, Ferrari A, Ottani A, et al. Paracetamol: New vistas of an old drug [J]. CNS Drug Rev, 2006, 12: 250–275.

[6]   Borghi L.Tapping on the chest of history. Lost and found memories of Leopold Auenbrugger, inventor of percussion, in Austria and beyond[J]. Acta Medico–Historica Adriatica : AMHA, 2018, 16(1): 127–144.

[7]   Boualam M A, Pradines B, Drancourt M, et al. Malaria in Europe: A historical perspective[J]. Frontiers in Medicine, 2021, 8: 691095.

[8]   Bowsky W M. The Black Death: A Turning Point in History[M]. New York: Holt, 1971.

[9]   Bruce F. Julius Friedrich Cohnheim[J]. Clinical Cardiology, 2002, (12).

[10] Brune K, Renner B, Tiegs G. Acetaminophen/paracetamol: A history of errors, failures and false decisions[J]. Eur J Pain, 2015, 19: 953–965.

[11] [英] 德劳因·伯奇. 药物简史 [M]. 梁余音, 译. 北京 : 中信出版集团, 2019.

[12] [法] 阿尔贝·加缪. 鼠疫 [M]. 刘方, 译. 上海 : 上海译文出版社, 2013.

[13] Cox F E. History of human parasitology[J]. Clinical Microbiology Reviews, 2002, 15(4): 595–612.

[14] Evans S S, Repasky E A, Fisher D T. Fever and the thermal regulation of immunity:

The immune system feels the heat[J]. Nat Rev Immunol, 2015, 15(6): 335–349. DOI: 10.1038/nri3843.

[15] Hanif Hira, Shrestha Biraj, Munankami et al. Severe Malaria with a Rare Tetrad of Blackwater Fever, Acute Renal Failure, Disseminated Intravascular Coagulopathy, and Acute Acalculous Cholecystitis[J]. Case Reports in Infectious Diseases, 2023, 2023: 5796881.

[16] Harish V. Iyer. History revisited—Prontosil red[J]. The Journal of Emergency Medicine, 2008, 35(2): 209–211.

[17] Christopoulou–Aletra n, Papavramidou N. "Empyemas" of the thoracic cavity in the Hippocratic Corpus[J]. The Annals of Thoracic Surgery, 2007, 85(3): 1132–1134.

[18] Jarus, Owen. The worst epidemics and pandemics in history[EB/OL]. Live Science, 2023–01–31[2023–10–02]. 可用于: https://www.livescience.com/worst–epidemics–and–pandemics–in–history.html.

[19] [美]肯尼恩·基普尔. 剑桥世界人类疾病史[M]. 张大庆, 主译. 上海: 上海科技教育出版社, 2007.

[20] Kluger, M J Fever: Its Biology, Evolution, and Function[M]. Princeton: Princeton University Press, 1979. 可用于: http://www.jstor.org/stable/j.ctt13x0zqz.

[21] Kreston, Rebecca. Pyromania! On Neurosyphilis and Fighting Fire with Fire[EB/OL]. The Sciences, 2014–05–31 [2023–09–29]. 可用于: https://www.discovermagazine.com/the–sciences/pyromania–on–neurosyphilis–and–fighting–fire–with–fire.

[22] Laios K, Karamanou M, Saridaki Z, et al. G. Aretaeus of Cappadocia and the first description of diabetes[J]. Hormones (Athens, Greece), 2012, 11(1): 109–113.

[23] Liu W, Li Y, Learn G H, et al. Origin of the human malaria parasite Plasmodium falciparum in gorillas[J]. Nature, 2010, 467(7314): 420–425.

[24] Mead P. Epidemics of plague past, present, and future[J]. The Lancet Infectious Diseases, 2019, 19(5): 459–460.

[25] Michael Rawlins. The disputed discovery of streptomycin[J]. The Lancet, 2012, 380(9838): 207.

[26] [美]沙伦·莫勒姆, 乔纳森·普林斯. 病者生存[M]. 邵毓敏, 译. 南宁: 广西科学技术出版社, 2007.

[27] Montinari M R, Minelli S, DE Caterina R. The first 3500 years of aspirin history from its roots – A concise summary [J]. Vascul Pharmacol, 2019, 113: 1–8.

[28] Nair S S. Did the black death give birth to the healthcare hero?[J]. The Journal of Infection, 2023, 87(5): 448–450.

[29] Nguyen N, Ashong D. Neisseria Meningitidis[DB/OL]. (2022–09–26)[2023–11–25]. www.ncbi.nlm.nih.gov.

[30] P. Potter (Ed.). Hippocrates[M]. Cambridge: Harvard University Press, 1988. Vol 6, pp. 39–43

[31] Pagani L, Lawson D J, Jagoda E, et al. Genomic analyses inform on migration events

退烧简史

during the peopling of Eurasia[J]. Nature, 2016, 538(7624): 238–242.

[32] Poinar G, Jr. Plasmodium dominicana n. sp. (Plasmodiidae: Haemospororida) from Tertiary Dominican amber[J]. Systematic Parasitology, 2005, 61(1): 47–52.

[33] [英]罗伊·波特.剑桥医学史[M].张大庆,等译.南京:译林出版社,2022.

[34] Robert C K. Bacteria, Bacteriophages, and Fungi [M]. New York: Springer, 1974.

[35] Sharp P M, Plenderleith L J, Hahn, B. H. Ape origins of human malaria[J]. Annual Review of Microbiology, 2020, 74: 39–63.

[36] Narr J, Schalick W O 3rd, Shertell C K. Surgeons in the time of plague: Guy de Chauliac in fourteenth–century France[J]. Journal of Vascular Surgery Cases and Innovative Techniques, 2020, 6(4): 657–658.

[37] SME情报员.蛮荒医疗史:用疟疾治梅毒,他斩获了一个短命诺奖[EB/OL]. 2019–05–14.知乎专栏: https://zhuanlan.zhihu.com/p/65767734.

[38] [澳]格雷厄姆·斯塔默,石振武.阿司匹林的历史及其作用方式(连载之一)[J]. 药学情报通讯,1984(1): 29–31+28.

[39] Sternberg G M. The pneumonia–coccus of friedlander (Micrococcus Pasteuri, Sternberg)[J]. The American Journal of the Medical Sciences, 1885, 90: 106–122.

[40] Stiefel M, Shaner A, Schaefer S D. The Edwin Smith Papyrus: The birth of analytical thinking in medicine and otolaryngology[J]. The Laryngoscope, 2006, 116(2): 182–188.

[41] Tan S Y, Hu M. Josef Leopold Auenbrugger (1722–1809): Father of percussion[J]. Singapore Medical Journal, 2004, 45(3): 103–104.

[42] Tsay C J. Julius Wagner–Jauregg and the legacy of malarial therapy for the treatment of general paresis of the insane[J]. The Yale Journal of Biology and Medicine, 2013, 86(2): 245–254.

[43] [英]克尔·瓦丁顿.欧洲医疗五百年:医疗与常民[M].李尚仁,译.台北:左岸文化事业公司,2014.

[44] Walter E J, Hanna–Jumma S, Carraretto M, et al. The pathophysiological basis and consequences of fever[J]. Crit Care, 2016, 20(1): 200. DOI: 10.1186/s13054–016–1375–5.

[45] Wikipedia. Febris[EB/OL]. (2023–11–12)[2023–12–07].https://en.wikipedia.org/wiki/Febris#Name.

[46] Wrotek S, LeGrand E K, Dzialuk A, et al. Let fever do its job: The meaning of fever in the pandemic era[J]. Evol Med Public Health, 2020, 9(1): 26–35. DOI: 10.1093/emph/eoaa044.

[47] Yue Ricci P H, Lee Harry F, Wu Connor Y H. Trade routes and plague transmission in pre–industrial Europe[J]. Scientific Reports, 2017, 7(1–4): 12973.

[48] 艾马丁(Carl Axel Martin Eriksson).中西方古代医学放血疗法与应用的对比研究[D].北京:北京中医药大学,2022. DOI:10.26973/d.cnki.gbjzu.2022.000968.

[49] 常晓雯.二十世纪欧美小说中的瘟疫书写研究[D].兰州:西北师范大学,2022. DOI: 10.27410/d.cnki.gxbfu.2022.000075

[50] 关健."超级阿斯匹林"——布洛芬(芬必得)的研发历史和在中国的发展[J].继续医学教育,2005(3): 82–84.

[51] 陈邦贤.中国医学史[M].北京:团结出版社,2011.

[52] 陈罡.糖皮质激素的前世今生[EB/OL].(2019–09–08)[2023–11–25]. https://www.sohu.com/a/339576736_120054631.

[53] 陈立军.黑死病前英国农民生活水平探究——以豆类的消费为考察对象[J].中国农史,2002, (4), 72–83.

[54] 陈叶亮.黑死病:欧洲从中世纪迈进现代社会的起点[J].世界文化,2022, (10): 60–62.

[55] 程陶朱,甄橙.退烧简史:那些著名药物是怎么诞生的?[EB/OL]知识分子,2023–05–24.

[56] 迟莉,王满元.略论中医药的现代化演进:基于中药青蒿的现代研究历程[J].工程研究——跨学科视野中的工程,2023, 15(1): 32–40.

[57] 丁鲜艳.阿司匹林的临床应用[J].临床合理用药杂志,2011, 4(14): 28.DOI:10.15887/j.cnki.13–1389/r.2011.14.148.

[58] 房志雄.阿司匹林的百年传奇与疑云[J].首都食品与医药,2016, 23(17): 56–57.

[59] 冯彤,刘慧林.中外传统医学中的放血疗法之比较[J].环球中医药,2019, 12(11): 1773–1778.

[60] 高弘杨.他在Boots工作时"顺路"发现了布洛芬[J].中国药店,2023, (2): 108–110.

[61] 高姐–DG.皮肤科第一次革命:外用糖皮质激素[EB/OL].(2022–11–05)[2023–11–25]. https://zhuanlan.zhihu.com/p/28806481

[62] 高丽丽,郭义.欧洲放血疗法的历史研究[J].针灸临床杂志,2013, 29(9): 49–51.

[63] 高濂.遵生八笺[M].北京:中华书局,2013.

[64] 格特里奇,董纪龙.寄生原虫的生物化学[M].上海:上海科学技术出版社,1981.

[65] 郭霭春 编.黄帝内经素问校注[M].北京:人民卫生出版社,2014.

[66] 郭霭春 编.伤寒论校注[M].北京:人民卫生出版社,2013.

[67] 郭丹,程小青,李彬源译注.中华经典名著全本全注全译丛书 左传:[M].北京:中华书局,2012.

[68] 国家传染病医学中心撰写组,李兰娟,张文宏,黄建荣,高琪.疟疾诊疗指南[J].中国寄生虫学与寄生虫病杂志,2022, (4): 419–427.

[69] 黄宁,赵敏主编.病理生理学[M].第3版.北京:科学出版社,2022.

[70] 黄玉芳,王世军.病理学[M].上海:上海科学技术出版社,2018.

[71] 金立.听诊器的发明[J].小学生导读,2013, (Z1): 16–17.

[72] 克里斯蒂娜·尼克·薇勒,汉斯·尼克.德国医疗建筑发展历程及展望[J].中国医院

建筑与装备, 2017 (3): 25–27.

[73] 李宏明, 李承宇. 世界各地的黑死病纪念柱 [J]. 天天爱科学, 2020, (06): 10–15.

[74] 李化成. 14 世纪西欧黑死病疫情防控中的知识、机制与社会 [J]. 历史研究, 2020, (2): 21–30.

[75] 李经纬. 中医史 [M]. 海南: 海南出版社, 2022.

[76] 李时珍. 本草纲目 [M]. 北京: 人民卫生出版社, 2005.

[77] 刘洋主编. 徐灵胎医学全书 [M]. 北京: 中国中医药出版社, 2018.

[78] 刘玉梅. 阿比多尔联合 α–干扰素雾化吸入治疗新冠肺炎效果及对核酸、抗体 IgM 转阴率影响 [J]. 医学理论与实践, 2021, 34 (9): 1499–1501.

[79] 罗振玉. 殷虚书契五种 [M]. 北京: 中华书局, 2015.

[80] 马伯英. 中国医学文化史 [M]. 上海: 上海人民出版社, 2010.

[81] 毛利霞, 宋淑晴. 20 世纪初英属印度的疟疾防治探析 [J]. 鄱阳湖学刊, 2023, (1): 95–106, 126–127.

[82] 彭胜权, 林培政主编. 温病学 [M]. 北京: 人民卫生出版社, 2011.

[83] 任春荣主编. 缪希雍医学全书 [M]. 北京: 中国中医药出版社, 1999.

[84] 沈澍农点评. 苏沈良方 [M]. 北京: 中国医药科技出版社, 2019.

[85] 盛维忠主编. 薛立斋医学全书 [M]. 北京: 中国中医药出版社, 2015.

[86] 石晗旭. 存在严重副作用! 70 年退烧神药安乃近退出历史舞台 [EB/OL]. (2020–03–20) [2023–11–25]. https://tech.sina.com.cn/roll/2020–03–20/doc–iimxyq-wa1841483.shtml.

[87] 孙思邈 著, 李景荣 等注. 备急千金要方校释 [M]. 北京: 人民卫生出版社, 2014.

[88] 田思胜主编. 朱丹溪医学全书 [M]. 北京: 中国中医药出版社, 2006.

[89] 汪芳. 纵览阿司匹林发展历史 [J]. 中国全科医学, 2016, 19(26): 3129–3135.

[90] 王慧利. 罗马帝国时期意大利疟疾研究 [D]. 兰州: 兰州大学, 2022. DOI:10.27204/d.cnki.glzhu.2022.001625.

[91] 王吉耀. 内科学 [M]. 上海: 复旦大学出版社, 2013.

[92] 王谦, 高维娟主编. 病理学 [M]. 第 5 版. 北京: 科学出版社, 2022.

[93] 王翔. 有机化学发展史概述 [J]. 黔东南民族师范高等专科学校学报, 2003, (6): 28–29.

[94] 王燕萍. 呦呦蒿草情拳拳报国志——记共和国勋章获得者屠呦呦 [J]. 党史文汇, 2023, (6): 17–23.

[95] 迟莉, 王满元. 略论中医药的现代化演进: 基于中药青蒿的现代研究历程 [J]. 工程研究——跨学科视野中的工程, 2023, 15 (1): 32–40.

[96] 魏鸾葶, 李润泽, 关良超. 抗疟药研究进展 [J/OL]. 中国寄生虫学与寄生虫病杂志, 2023, 41(4): 486–491[2023–11–25].http://kns.cnki.net/kcms/detail/31.1248.r.20230815.0931.002.html.

[97] 伍美瑞, 伍忠豪, 黄建堃. 伍连德画传 [M]. 北京: 北京出版社, 2023.

[98] 谢观. 中国医学源流论 [M]. 福建: 福建科学技术出版社, 2003.

[99] 辛雨.世界卫生组织:瑞德西韦、干扰素疗法治疗新冠效果甚微[N].中国科学报,
      2020–10–19(001).

[100] 熊芳芳.流行病与15—17世纪法国城市治理体制的转变[J].中山大学学报(社会
      科学版), 2023, 63(5):88–100. DOI:10.13471/j.cnki.jsysusse.2023.05.009.

[101] 徐正英, 常佩雨译注. 周礼[M]. 北京: 中华书局, 2014.

[102] 颜新, 颜乾麟. 颜德馨用药经验集[M]. 北京: 人民卫生出版社, 2019.

[103] 杨杰科, 焦立媛. 国外放血疗法历史探讨[J]. 中国针灸, 2012, 32(6): 553–557.
      DOI:10.13703/j.0255–2930.2012.06.001.

[104] 杨清銮, 翁涛平, 李杨. 鼠疫的流行病学概述[J]. 微生物与感染, 2019, 14(6): 333–
      337.

[105] 医脉通. 一文盘点: 糖皮质激素与神经科的恩怨情仇 | 临床 "药" 点[EB/OL].
      (2019–09–19) [2023–11–25]. https://news.medlive.cn/neuro/info–progress/show–
      161713_100.html.

[106] 医药故事. 142 皮质之液——发现可的松[EB/OL]. (2020–10–10) [2023–11–25].
      https://www.zhihu.com/tardis/zm/art/264433360?source_id=1005.

[107] 医药故事. 143 并驾之驱——肾上腺皮质激素的分离[EB/OL]. (2020–10–11)
      [2023–11–25]. https://zhuanlan.zhihu.com/p/264883768.

[108] 逸行. 康熙皇帝与秘鲁树皮[J]. 前进论坛, 2002(3): 28.

[109] 张建兰.古典至中世纪西方放血疗法的变迁[J].自然辩证法研究, 2023, 39(7):
      116–122.DOI:10.19484/j.cnki.1000–8934.2023.07.015.

[110] 张箭. 金鸡纳的发展传播研究——兼论疟疾的防治史(上)[J]. 贵州社会科学,
      2016, (12): 61–74.

[111] 张民庆主编.张璐医学全书[M]. 北京: 中国中医药出版社, 2015.

[112] 张年顺主编. 李东垣医学全书[M]. 北京: 中国中医药出版社, 2015.

[113] 张田勘.布洛芬的第一个使用者 你知道是谁吗[J]. 科学大观园, 2023(4): 72–75.

[114] 张锡纯. 医学衷中参西录[M]. 北京: 中医古籍出版社, 2016.

[115] 张子旸, 陈家华. 阿司匹林——充满生机的百年经典[J]. 大学化学, 2010, 25(S1):
      48–53.

[116] 赵宁. 安乃近退出历史舞台, "退烧神药" 的百年起落[EB/OL]. (2020–04–20)
      [2023–11–25]. https://www.cn–healthcare.com/articlewm/20200419/con-
      tent–1105421.html.

[117] 甄橙.肺炎大纪事[J]. 中华医学信息导报, 2020, 35(3) : 23.

[118] 甄橙. 人类与肺炎的斗争:一场持久战[N]. 北京科技报, 2020–03–02(038).

后记

　　本书的写作缘起于 2023 年 5 月 24 日，我和学生发表在"知识分子"公众号的《退烧简史》一文。6 月初，一个陌生的电话号码出现在我的手机上。电话是浙江教育出版社江雷老师打来的，他被这篇文章吸引，希望我能够在这篇文章的基础上，扩展内容，写一本有关退烧历史的科普图书，以此来纪念 2019 年起的那场横扫全球的罕见发热，告慰在发热大潮中倒下的人们。经过一番思考，我接受了这个任务。

　　为了能够在短时间内完成计划，我带领学生并携同经历了那场不同寻常的"发热、退热、康复"的老师们，对发热与退热药物的相关知识进行了系统地梳理和总结，确定了本书的写作结构和行文风格。

　　参与写作的师生们都经历了这场发热的考验，因为大家都来自医学院校，为了留住这段刻骨铭心的记忆，更为了对发热疾病多一些思考，我提议每个人都写一写生病的感受，把生病的过程、退热的过程和生病后的心路历程，尽可能地完整记录下来，并毫无保留地呈现给读者，共同纪念这段不平凡的发热经历。希望大家都能够从罕见的大规模发热的经历中有所收获，无论是医学知识的收获，还是人生体验的收获，既然经历了就希望获得收获。

　　牢记历史，不忘初心。希望读者通过阅读本书，了解历史的同时，增长健康知识；吸收西医知识的同时，了解中医的特色。并且在回首发热经历之余，能够增加对医学历史的兴趣，能够对医学心怀敬畏，能够对医学前辈心怀感恩，能够对自己的身体心存爱意。

　　护卫健康人人有责，把握健康从我做起，中西医学同为健康保驾护航。

甄橙

2024 年元月